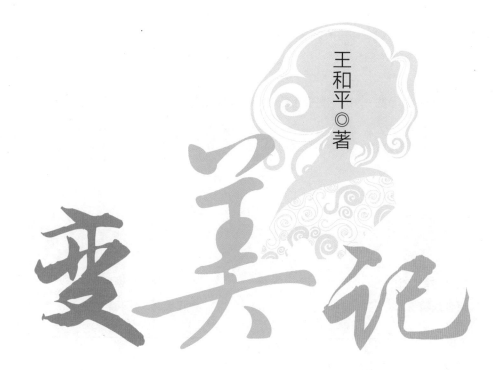

王和平◎著

变美记

U0313499

中国财富出版社

图书在版编目（CIP）数据

变美记 / 王和平著 . —北京：中国财富出版社，2015.6
（金师起点·超级讲师精品书系）
ISBN 978-7-5047-5456-1

I. ①变… II. ①王… III. ①正骨手法 IV. ① R274.2

中国版本图书馆 CIP 数字核字（2014）第 269761 号

策划编辑	宋　宇		责任印制	何崇杭
责任编辑	宋　宇		责任校对	饶莉莉

出版发行	中国财富出版社			
社　　址	北京市丰台区南四环西路 188 号 5 区 20 楼	邮政编码	100070	
电　　话	010-52227568（发行部）	010-52227588 转 307（总编室）		
	010-68589540（读者服务部）	010-52227588 转 305（质检部）		
网　　址	http://www.cfpress.com.cn			
经　　销	新华书店			
印　　刷	北京京都六环印刷厂			
书　　号	ISBN 978-7-5047-5456-1/R · 0080			
开　　本	710mm×1000mm　1/16	版　次	2015 年 6 月第 1 版	
印　　张	6	印　次	2015 年 6 月第 1 次印刷	
字　　数	103 千字	定　价	32.00 元	

序

我的学生王和平的新作《变美记》即将面市，索序于我。

王和平在 2003 年北京非典刚结束时即赴京向我进修骨伤正骨按摩技术，近些年来一直从事临床研究整骨矫形按摩美容工作，并取得一些成绩，令我感到欣慰，现推出此书教爱美人士将整骨矫形按摩 DIY 运用于个人美容护理，我认为是好事，故应允。

王和平的按摩手法吸取了中医正骨、美式整脊、韩式经筋、日式骨盆矫正、经络催眠技术精华，并融会贯通创出 5D 矫形按摩术。《变美记》一书，读后感到新颖，与市面上的美容书有所不同：第一，王和平从医学院中西医临床结合专业毕业，对人体解剖结构及中医的穴位等学习透彻，对人体结构阐述到位；第二，将中美日韩业界按摩美容技术融合，中西合璧；第三，本书从实用护理出发，收录了在家中进行保养的一些方法，如自我催眠曲方法、王和平独创的混元脐疗法等；第四，突出强调整体观念，介绍了整体美学与局部美学的关系，心理美容与容貌美的关系，多角度阐述日常不健康的工作生活习惯导致容貌走样的问题。

《变美记》的面世，将为千万爱美的女性提供面部骨骼不对称问题的解决途径，广飨读者。本节也能为即将从事美容行业的初学者提供参考，故乐以为序。

原中国中医科学院针灸研究所骨伤科主任

中国中医科学院骨伤科研究所奠基人之一

赵永刚

前言

本书是作者从事临床整骨按摩近二十年、整骨矫形十年的一些经验总结，帮助各位苦苦寻觅安全改变容颜的 MM 们完成在家 DIY 打造美女的梦想。整骨毕竟是一门较为复杂的技术，如果采用较为粗暴方法操作，美容效果会适得其反。所以在 DIY 之前还是多了解一下人体解剖学知识。如果在 DIY 过程中出现不良的效果，请求助于专业的整骨师进行调整，徒手整骨矫形按摩方法主要适用于面部不端轻症者，也可以用于在专业整骨师矫正好之后进行后期骨骼保养的求美者。徒手整骨整形的出现是整形方法中有益的补充，任何单一方法都不能完完全全解决我们容貌上的全部问题，徒手整骨整形术也一样。徒手整骨矫形按摩术主要解决人体骨骼位置关系不对称问题以及因为附着于骨骼上的肌肉、经筋、神经等组织因为累积性损伤导致的骨骼变形、位置改变从而引起的容貌变化问题。徒手整骨矫形对于骨骼形状上的改变是非常微小的，而且所需的疗程长度对患者来说极具考验。对于骨骼形状需要做大的改变时必须借助于手术整形才可以达到相对满意的效果。

王氏整骨矫形按摩术是集中医骨伤正骨术、美式整脊矫形按摩术、日式骨盆矫正按摩术、韩式经筋矫形按摩术，并融合经络催眠心理整形术于一体的五维自然整形美容疗法，结合本人十多年来修炼内家气功与禅定功法使得矫形按摩效果倍增。另外中医认为肾主骨，肾强骨自端。即要想骨端正，容貌佳，健肾是关键。王氏整骨为解决女性因肾虚造成骨骼易变形的问题独创了固本强肾混元脐疗法，使整骨矫形后骨骼的位置更加稳固，效果更加持久，完美还原了女性的自然之美、神韵之美、文质之美。

本书历时两年才完成，感恩来我这里整骨的数千名求美客户，没有这些求美者勇于体验本人的整骨手法，也就没有我整骨技术的提升，更没有整骨技术的感悟。本书的出版也是缘起许多客户的整骨后保养的需求，本人将个人经验心得集结成册，回馈顾客。因本人学识有限，书中难免出现各种错误，请读者给予包涵、指正，非常感谢！！！

变美的

九种感觉：

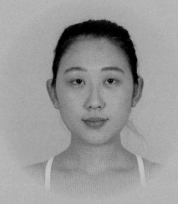

第一种是美丽的感觉

第二种是亲爱的感觉

第三种是羡慕的感觉

第四种是赞许的感觉

第五种是受到尊重的感觉

第六种是永远持有的感觉

第七种是自由自在的感觉

第八种是深深怜惜的感觉

第九种是舒心畅快的感觉

如果想要保持容貌年轻靓丽，我们就应该学会和自己的脸天天谈恋爱，细心呵护并保持变美的感觉。现在让这本书来指导我们如何同自己的脸进行一场轰轰烈烈的爱情吧！

目录
CONTENTS

第一章 徒手整形概论

一、徒手矫形的起源与现状

徒手整形也称矫形按摩术，源于唐代武则天时期，相传武则天就用此法来保持容颜不老，欧洲皇室女性也常用矫形按摩术来保持青春容貌。近代美国有一批从事整骨方面的专家发现我们的头颅骨是可以轻微挪动的，并由此创造了颅底整骨按摩术。日本一些按摩师在长期实践中发现调整人体的骨盆，使其端正，也就可以使头面部骨骼端正起来从而改变面貌。近十多年韩国的一些按摩师在整容风潮中也刻苦钻研按摩术，并在经筋塑形方面取得了突破，成功地通过脸部经筋矫正来改变容貌，使一些需要进行药物注射微整形的客户免除了药物带来的一些副作用及长期使用注射疗法整形成瘾性风险。从 2008 年开始，国内陆续也有几位从事中医正骨方面的专家开始研究徒手整形。

二、面部骨骼与全身骨骼的由下而上骨骼畸形传导关系

影响容貌的面部骨骼与我们躯体骨骼实际上存在一种正相与反相关联，如果躯体某一点骨骼发生位移，那么时间一长就会波及脸部骨骼的位置，特别是决定我们容貌的面部的几大骨头（额骨、颞骨、颧骨、上颌骨、下颌骨）。举例来讲：脚骨大、胯骨大、双肩宽的人，他们的颧骨也会较大，颧弓也较宽。因此大多数面部不对称与我们躯体骨骼位置不正有相当大的关联。

我们骨骼由下到上，是螺旋形向上传导的，这与我们身体是由水分子构成，肌肉骨骼的运动传导规律与水的运动传导规律是一致的。如果我们骨盆左高右低，肩就是右高左低，颧骨就会出现左高右低，法令纹右深左浅，抬头纹左轻右深。反之亦然。

单肩背包影响路径：以放置右肩为例，刚开始右肩抬升来保持身体平衡，疲劳之后右肩开始下垂，右侧斜方肌等肌群紧张，左侧肩高，胸 1 至 7 椎体因右侧肌力紧张向右侧偏移，时间一长，牵拉传导至头颅致右侧枕骨向下，左侧枕骨上翘，从而影响

到面颅骨，使左侧颧骨抬高，右侧颧弓外展，下巴向左侧偏，左侧下颌角比右侧高，鼻梁也向左侧。时间一久变成明显的大小脸。反之亦然。

由下而上骨骼畸形传导关系：

大脚掌内八字→X形腿→大胯骨→双肩下垂→上颌骨与鼻部内陷→颧骨高颧弓宽。

脚跟一高一低→K形或D形腿→骨盆髂前上棘一高一低→骨胛骨一高一低→颧骨一高一低。

外八字脚→骨盆外旋→易长副乳→宽肩→下颌宽→颧弓宽→国字脸。

胸部桶状→下颌过宽形成国字脸。

脊柱侧弯→脸部不对称（高低眉、鼻子歪、颧骨高低不齐、双下颌角不正、下巴歪斜）。

三、引起面部骨骼走形的病因

造成面部不对称走形的几种病因：足部病变、膝部病变、骨盆病变、脊柱病变。

造成脸部不对称的一些不良习惯有：常穿不合脚的鞋行走、跷二郎腿、单肩背包、夏天长时间穿泡泡鞋或高跟鞋走路、喜欢单侧用力拿物、经常坐在很软的沙发上看电视、喜欢睡软床、睡觉习惯性单侧卧不翻身或趴着、上班累了趴在办公桌睡觉、玩电脑或手机时间过长、长期吃东西单侧咀嚼等。

我们的肌肉附着于骨骼上，正常状态下左右侧肌肉群牵拉着骨骼，使其保持动态平衡，当一侧的肌肉群因为不良的工作生活习惯造成左右侧肌肉发生累积性劳损时，就会发生一侧肌肉群变得僵硬，另外一侧肌肉变得弛缓的状态，骨骼被僵硬肌肉群这一侧牵拉，动态平衡被打破，从而导致骨骼走形（如骨盆倾斜、脊柱侧弯、胸肋关节错位等病症），进而影响到头颅骨骼，出现大小脸，颧骨一高一低，高低眉，鼻子及下巴歪斜等影响容貌的症状。

四、保持面部骨骼端正的注意事项

保持全身骨骼处于一个中立位，特别是脊柱，它对保持脸部骨骼对称是非常重要的。俗话说："站如松，坐如钟，行如风，卧如弓"。意思就是站姿要像松树那样挺拔，坐姿要像座钟那样端正，行走要像风那样快而有力，睡姿要像一张弓一样舒张有度。

坐、立、行、卧关系到脊柱、胸廓和四肢的健康，同时涉及日常生活工作休息等方方面面。脊柱原本是直的，由于适应头部、胸廓等处重心的压力而形成三个生理性的弯曲，即：颈曲、胸曲、腰曲。这些生理性弯曲随着年龄增长而逐步巩固。颈曲和胸曲约在 7 岁基本固定，而腰曲则在青春期才基本定型。在 14 岁前，脊柱椎骨之间充满软骨，5 岁开始钙化，大约 20 岁左右脊柱才最后定型，因此在整个儿童青少年时代，要特别注意预防脊柱弯曲畸形。

胸廓是由胸骨、肋骨和脊柱共同形成的一个腔状结构。在儿童时代，所有的骨、软骨连接处正逐渐巩固，很容易受外界影响而发生变形，甚至影响内脏。

儿童和青少年正在生长发育阶段，骨组织的特点是水分较多，而固体物质和无机盐成分较少，基本的骨组织是由富有韧性的结缔组织纤维组成的，仅有很少的骨化板层结构，所以青少年的骨骼可塑性很大，容易弯曲变形。对于儿童和青少年来说，应注意保持正确的姿势，以利长好身体。

正确的坐姿：抬头，两眼正视前方，躯干挺直，两肩呈水平状，躯干与大腿垂直，两小腿与地面垂直或向前伸，两足平放地面，使膝关节后面的肌肉、血管、神经不受压迫，这种标准的坐姿让人感到舒适而又不易产生疲劳的感觉。

正确的立姿：使头背、臀和脚跟在一条直线上，两肩在同一水平上自然下垂，抬头、挺胸、两眼向前平视，腹部微内收，两脚稍稍分开约两拳的距离，脚尖微向外斜，把全身重量落在两脚的脚跟和足趾外缘上。

正确的行姿：维护身体的左右平衡，上身保持端正姿势，当右脚向前迈步时，左手同时向前摆动，身体重心向前移；当左脚向前迈步时，右手同时向前摆动，身体重心再次前移，如此反复，两脚脚尖，应该指向前方，不要向内勾或向外撇。

正确的卧姿是：为了使我们日常休息得更好，身体快速恢复活力，保持我们全身器官在休息姿势中充分放松，双膝稍曲，侧卧如弓，一手枕头，一手扶臀，适时左右辗转。

五、不健康工作生活习惯引起面部骨骼走形调查报告

作者步入矫形美容界之前，一直是跟随中国中医科学院骨伤专家赵永刚老师从事

中医临床骨伤治疗。有一次接诊了一位患颈椎病的女患者，此女年仅二十五岁，颈椎不适却已有七八年之久，经拍片与临床检查确诊为颈椎寰枢椎体半脱位，颈三四椎体不稳，面部有明显的大小脸症状。经我手法调整颈椎关节复位后，大小脸情形迅速得到明显改善。此女后觉容颜改观，满心欢喜，对我感恩有加，说中医正骨也有整形之功效，让她意外不已。说者无意，听者有心，作者就此对整骨整形有了一个初步的认识，并从此开始钻研整骨矫形术。作者又在中国中医科学院伤科研修八年，师从各位名家，融会贯通了骨伤大师董福慧、薛立功的经筋治疗法、灸贴专家田从豁的灸疗技术以及催眠大师马维祥的经络催眠术，独创了5D徒手矫形美容技术。通过对骨骼、经筋、肌肉、皮肤、心理五方面的调节，让求美者从听觉、视觉、嗅觉、触觉及动感五个方面感受到矫形美容的非凡效果，让求美者呼吸到美的气息，体会到美的享受，感触到美的愉悦，获得美的快乐。

作者的工作室位于北京最繁华的东二环东直门地铁站旁的写字楼里，在每天早晚上下班时，我都会到地铁口观察来往女孩的行步方式及面部结构，发现绝大多数中国女孩习惯背单肩包，而且以右侧背包为多，百分之九十的女性背包时都会习惯性的歪脖，而这些女孩中绝大部分人面部都有大小脸的问题，其中常见的症状是左侧颧骨高，右侧法令深，右侧抬头纹也较深，并有轻微的鼻梁偏右的情况。

人的面容是受到骨骼、经筋、肌肉、皮肤、心理五大因素的影响，这五大因素当中如有任何一项出现问题，都会影响到容颜。当今的美容技术虽种类繁多，但都是围绕着这五大因素中某一项进行发掘和开发，但却没有一种美容方法提供求美者一个整体解决方案。王氏5D徒手整骨矫形按摩术的出现之前，没有同时解决这五大因素的操作技法。5D矫形美容技术融合与创新适应了当代整形美容要求绿色无创发展规律。我们任何单一的技术都会出现不同的缺陷。只有五维一体，才能尽可能地减少单项技术的缺憾，才能发挥整容技术整体水平提升，达到更好的效果。

六、矫形美容按摩法面部重点穴位解析

1

　　印堂穴位解析：印——图章；堂——庭堂。古代指两眉头之间为"阙"，穴在其上。穴位于两眉头连线中点。

　　穴位解说：印堂不但与身体健康密切相关，甚至还掌管着运势的兴衰。印堂外若有暗滞，主体内有病，其中尤以胃肠系统异常居多。可经常在印堂穴处进行指压，一直到局部微红发亮为止。遇到感冒、发热、头痛、鼻塞时，可用刮痧板或小调羹在印堂处刮至微红，出痧即可。经常按摩此穴，可疏经通络、调和气血、升清降浊，起到清脑健神、舒心宁志、明目去皱、祛风通窍的作用，做到有病治病、无病养生。

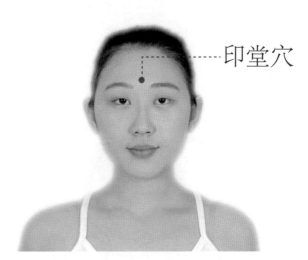

印堂穴

2

阳白穴穴位解析：阳，阴阳之阳；白，光明。头在上为阳，穴在面部眉上方，有明目之功。穴位于额前部，眼平视，直对瞳孔，眉上 1 寸处。穴位解说：阳白穴属于多气多血的穴位，经常刺激可使面部红润，使肤色健康光泽。古人认为，针刺阳白穴能使眼睛重见光明，故此命名。若是眼睑跳动不止，或是眼睑下垂，也可选此穴经常按摩。在脸部美容保健中，这是一个非常重要的穴位。眉毛稀疏、脱落者，按压阳白穴，能刺激毛囊根部的血液循环，促进眉毛的生长。

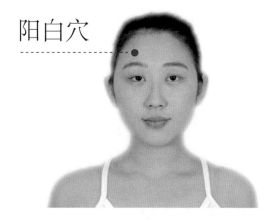

阳白穴

3

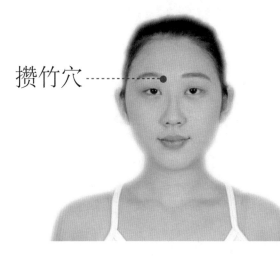

攒竹穴

攒竹穴穴位解析：攒，簇聚；竹，竹子。穴在眉头，眉毛丛生，犹如竹子簇聚。穴位于皱起眉头时，在眉头内侧端处。用手轻轻上下按摩可发现有细微的筋脉。穴位解说：急性结膜炎患者，指压此穴的同时，配合按摩风池、太阳、睛明、丝竹空。可以起到很好的治疗效果。

4

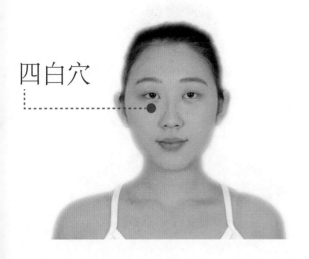

四白穴

四白穴穴位解析：四，四方；白，光明。穴在目下，能治眼疾，改善视觉以明见四方。穴位于目正视，瞳孔直下，当眶下孔凹陷处。用力按压可将刺激传导鼻子和眼睛四周。穴位解说：按压此穴，可以明显改善皮肤色素沉着、粉刺、皱纹、过敏等引起的多种损容性疾患。

5

丝竹空

丝竹空穴穴位解析：丝竹，即：细竹；空，空隙。眉头状如细竹，穴在眉梢之陷隙处。

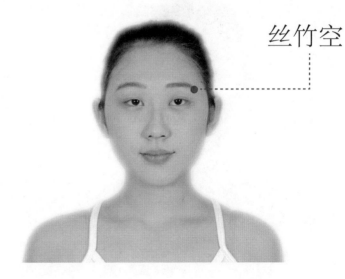

6

瞳子髎穴穴位解析：瞳子，瞳孔；髎，骨隙。穴在小眼角外方骨隙处，横对瞳孔。穴位于目外眦旁，眶外侧缘凹陷处。

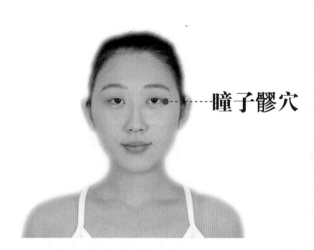

瞳子髎穴

7

太阳穴

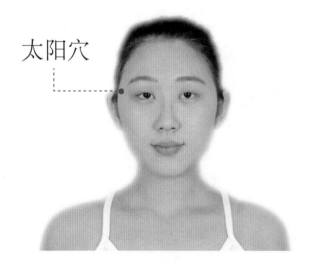

太阳穴穴位解析：太，高、大、极、最之意；阳，阴阳之阳。头颞部之微凹陷处，俗称太阳，穴在其中，故名。穴位：将眉梢延长线与目眦延长线相交，两线交点的凹陷处。指压时，可先咬紧牙关，这样能够找到位于太阳穴处所浮起的筋脉，此处便是太阳穴的位置。穴位解说：女性对太阳穴进行指压，可消除眼周和面部皱纹，老年人进行指压此穴，具有预防白内障的功效。若是因高热、中暑等引起头痛、头晕，可使用冷水浸润的毛巾在太阳穴处冷敷；若是受寒冷刺激的头痛，则可使用热水浸泡的毛巾在太阳穴处施行热敷。头晕、头痛、视力下降时，可以使用户尤加利（桉树）、薄荷、薰衣草之类的植物精油，或者风油精、清凉油等，直接抹在太阳穴处并按摩。

8

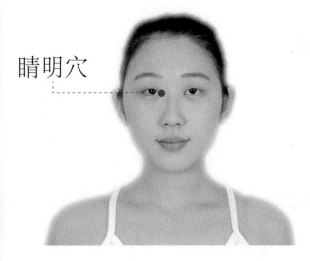

睛明穴

睛明穴穴位解析：睛，眼睛；明，明亮。穴在眼区，有明目之功。穴位于目内眦（眼内角）的外上方凹陷处。鼻根与眼角的中间点，上下按时，鼻子深处会隐隐作痛。穴位解说：睛明，只要观其名，就可知该穴有明目之功效。另外，此穴还是手足太阳经、足阳明经等五条经脉相会之处；而且，肾与膀胱互为表里，故按压睛明穴，不仅能滋水涵木、通络明目，还可治疗腰肾、膀胱疾病。

9

承泣穴穴位解析：承，承受；泣，泪水。穴在目下承受泪水之部位。穴位目正视时，瞳孔直下，在眼球与眶下缘之间。穴位解说：承，为接受之意；泣，即为泪水。因此，人在哭泣时泪水首先流到的地方就是承泣穴。泪水在机体中，不仅能滋润、营养眼睛、维持眼房内正常的压力，还可宣泄情感，排除体内的毒素。

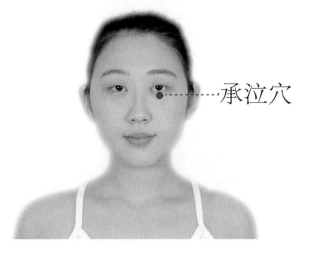

承泣穴

鱼腰穴

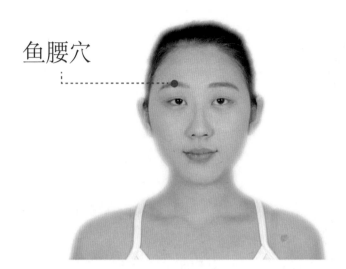

鱼腰穴穴位解析：因眉弯似鱼，人体之正中为腰，故眉的中间之穴，得名鱼腰。穴位于眉毛之中点。

颧髎穴穴位解析：颧，颧部；髎，骨隙，穴在颧部骨隙处。穴位于目外眦（眼外角）下，当颧骨下缘凹陷中处。在外眼角视线的下方，用手指向上推压时会感觉到疼痛。

穴位解说：对于女性来说，经常刺激该穴，能防止面部肌肉松弛，消除细小的面部皱纹，还能够淡化面部色斑。

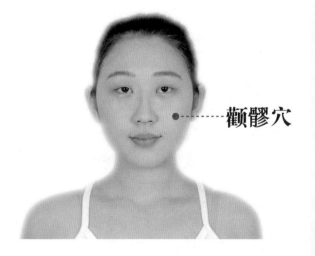

颧髎穴

12

下关穴穴位解析：下，下方；关，关界、关卡。在此指颧骨弓，穴在其下缘。穴位在闭口时，耳前颧弓与下颌切迹所形成的凹陷中，在眼角向耳朵方向延伸的骨头的下缘中央。穴位解说：下关穴在中医临床中的应用比较广泛，有消肿止痛、聪耳通络的作用。穴位正当下颌关节处，和耳的距离很近，因此对耳聋、耳鸣、牙痛等病症的治疗效果很好，中老年人随着年龄的增大、牙龈的萎缩、咀嚼肌的退化，进食坚硬食物的能力下降，经常按此穴，可有效预防上述病症。

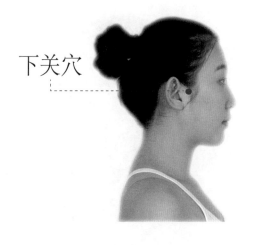

下关穴

13

颊车穴穴位解析：颊，颊部；车，车辆，指牙车，即下颌骨。穴在颊部，近下颌骨角。穴位在面部，下颌角上方1寸凹陷处，咬紧牙关时，咬肌隆起高点处即是。穴位解说：古人认为，凡是脸面部的皮紧、面鼓、项粗、面疮以及耳聋、目糊等问题，都是气血淤阻所致。因而"只要此处一通，内外上下皆无滞塞"。

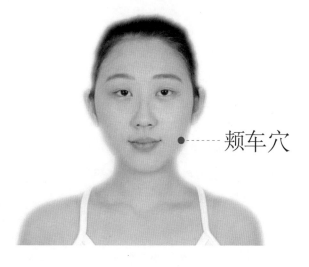

颊车穴

14

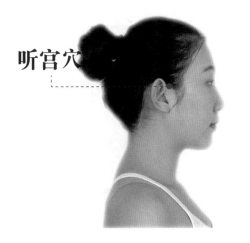

听宫穴

听宫穴穴位解析：听，听闻；宫，宫室、宫殿。听宫，指耳窍。穴在耳前，有通耳窍之功。穴位在耳屏中点与颞颌关节之间。取穴时微张口，在小耳前呈凹陷处。穴位解说：中医认为其有开耳窍、止痛、益聪的作用，是治疗耳部疾患的重要穴位。

15

素髎穴穴位解析：素，白色；中医认为肺开窍于鼻，肺所主的颜色为白色，髎，骨隙之狭小者。穴位在鼻尖正中央。穴位解说：若遇面色苍白、血压下降、休克、心动过缓、呼吸困难的患者，可立即施予掐按等手法；直至症状缓和，若病情发生危急之时，可用清洁的牙签、针具等器具，朝素髎穴猛刺。

素髎穴

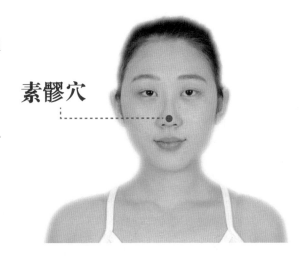

16

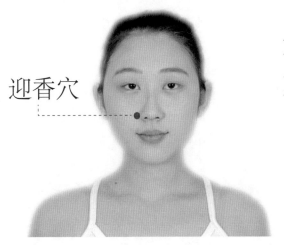

迎香穴

迎香穴穴位解析：迎，迎接；香，香气。此穴在鼻旁，治鼻病，改善嗅觉，能迎接香气。穴位于鼻唇沟、平鼻翼外缘中点处，即鼻翼的根部。穴位解说：按压迎香穴，具有补气开胃，增强鼻腔黏膜免疫功能，预防感冒的作用。

17

地仓穴穴位解析：地，土地；仓，粮仓。土生五谷，谷从口入，如进粮仓。穴位正坐平视，瞳孔直下垂线与口角水平线的交点，即口角外侧。穴位解说：由面神经麻痹瘫痪引起的口眼歪、难以闭合、流涎流泪等病症，穴位治疗以地仓、颊车两穴为主。嘴角抽搐时，可用中指按压地仓十次左右。

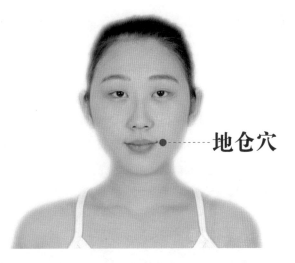

地仓穴

18

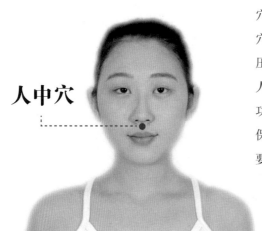

人中穴

人中穴穴位解析：人，本穴位于头面天地人三部中的人部；中，正中。位于鼻唇沟的中部。穴位于鼻下人中沟的 1/3 与中下 2/3 的交界处。穴位解说：人中穴为人体重要的穴位之一。指压时有强烈的压痛感。此穴也是急救的要穴，人事不省时，迅速针刺人中穴，有起死回生的功效。人中穴也是一个相当危险的部位，如果保健按摩而非急救的时候，注意刺激的力道不要过于强烈。

19

承浆穴穴位解析：承，承受；浆，水浆。此穴在唇沟正中的凹陷处，为承受口中流出的水浆之处。穴位于唇下颌沟的正中凹陷处。穴位解说：古人认为口中流出的唾液是"玉液琼浆"，此穴正好是口水受纳之处，便被誉为承浆。另外，据古人所叙，女性的承浆穴若凹入下陷且能容下一指，则说明该女子体内阴气充盈，生殖、内分泌机能比较正常。

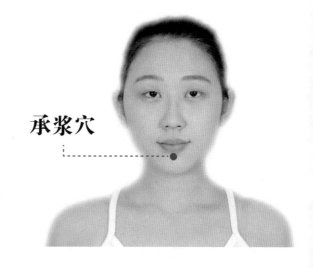

承浆穴

20

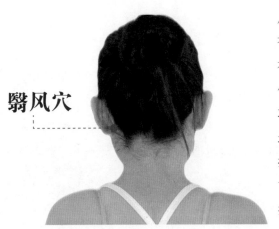

翳风穴

翳风穴穴位解析：翳，遮蔽；风，风邪。位耳垂后方，为遮蔽风邪之处。穴位在耳垂后方，乳突与下颌角之间的凹陷处，指压时有酸胀感。穴位解说：翳者，遮盖之意；风，在中医中被称为病邪之乎，善行而数变。人体各个部位之中，耳后、脑后、头枕部、颈项部，最怕风邪侵袭，故民间一直有"虚人最怕脑后风"的说法。人的耳垂，就起着阻挡风邪侵袭脑后的作用。因此，若要人体健康，首先要保护好翳风穴，不宜见风着凉。经常按此穴，可疏风散寒，预防风邪的侵袭。

21

风池穴穴位解析：风，风邪；池，池塘。穴在枕骨下，局部凹陷如池，常为祛风之要穴穴位。项部，枕骨之下，入发际1寸，胸锁乳突肌与斜方肌上端之间的凹陷处。颈部两条大筋外缘的陷窝中，即发迹的凹陷处，与耳垂齐平。

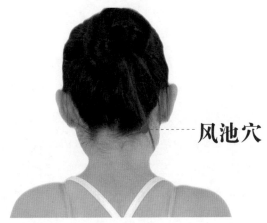

风池穴

第二章 矫形美容按摩

一、5D 矫形美容前准备

1.5D 矫形美容按摩前准备的注意事项

第一步：浴面、松枕项、抚颈胸，运用全掌抚摸手法。

第二步：头面、颈项、胸肩要穴点解。运用食、中指指腹点穴。

第三步：松解面头枕、颈项、胸部肌肉。运用拇、食指及大鱼际肌肉拔离松解。

第四步：面头颅、颈胸、骨骼位置纠正。小面积用拇食指腹，大面积用掌根部。

第五步：面头、颈项、胸松筋刮痧。运用砭石和醋碟进行。

第六步：紧致脸部松弛皮肤。筋膜钳指塑雕技术。

第七步：全身放松经络催眠美容。

第八步：中、食指经络点穴，配合语言诱导美容术。

本手法的要点：每做一步动作，都要运用意念作用，想象一股强大的能量流来，活化相应部位的骨骼、经筋、肌肉、皮肤、心理状态，让其处于极其放松、柔韧性得到充分的舒展，情绪处于正面舒畅之中。

2. 手脸部卫生准备

第一步：清洁指甲和指腹，因为指甲过长和指腹皮肤粗糙，容易损伤皮肤，特别是脸部皮肤较为细腻和易感性强。所以操作一定要剪短指甲并彻底清洁之，指腹如有死皮等也要一起去除，并用甘油润滑一下，待吸收完全后方可进行操作。

第二步：清洁脸部，没有酒精过敏者可用 75% 酒精擦拭，酒精过敏者可用清水多擦拭几次。清洁后用甘油加水涂于脸与颈部。

第三步：双手揉搓，使手掌温度接近皮肤的温度，并在需操作相关部分轻抚感受一下。

3. 身体放松准备

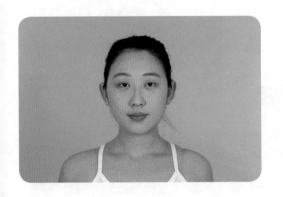

步骤①

　　首先活动一下全身，放松一下骨骼与肌肉，并调整呼吸。

步骤②

　　背靠墙壁，双手手指相扣后使掌心朝天，然后脚尖撑起，全身尽量向上伸展。部分人可听到自己关节的弹响声最好，不能听到弹响声也不要勉强。

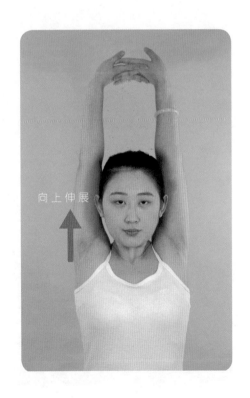

向上伸展

步骤③

全身向左右侧方向旋转最大幅度三次，每次停留数秒钟，以感到身体微热效果为佳。

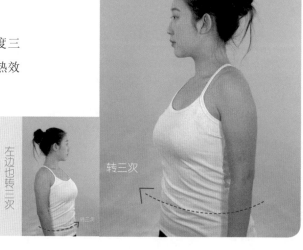

步骤④

双肩后方内收，感觉收到最大限度，脊柱中间有微热舒适感最佳，做三至五次，每次停留数秒。

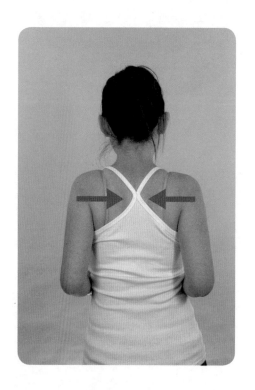

步骤⑤

　　运用双手搓项后枕骨粗隆至大椎穴处，局部微热。

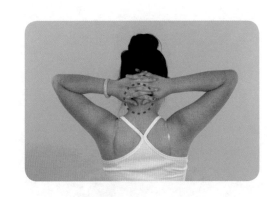

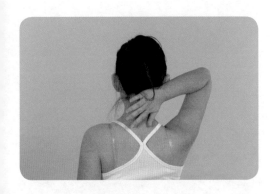

步骤⑥

　　从耳后乳突部至肩膀三角肌处稍用力搓到温热感为止，同时头向对侧方向进行最大幅度拉伸。

步骤⑦

　　双肩耸起，头向后方仰到最大幅度停留五秒。

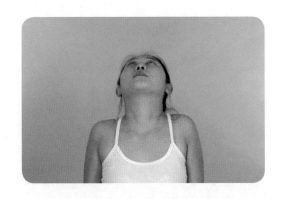

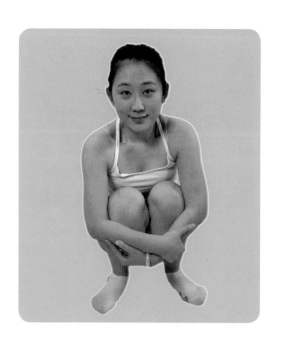

步骤⑧

　　头向前倾，全身蹲坐，脚尖撑起，拉伸背肌最大幅度，停留五秒，整个身体微热为佳。

步骤⑨

　　张嘴到最大幅度，同时按摩下颌关节，局部微热轻松为佳。

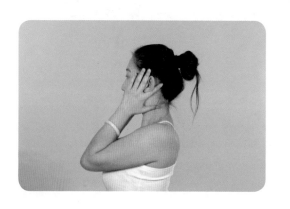

步骤⑩

　　双手搓耳，松解一下太阳穴及发际等部，感到松快即止。

步骤⑪

身体下蹲，拉伸跨部韧带最大幅度，左右侧交换进行。

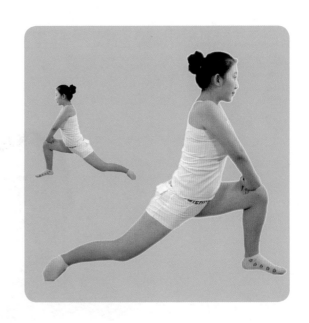

步骤⑫

双手叉腰，全身向后仰到最大限度。

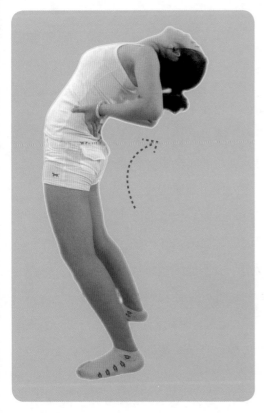

二、5D 矫形美容技术基本技法

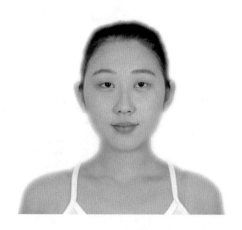

1. 塑造 V 形锥子脸的 5D 手法

　　一个人的脸型决定了别人对你的第一印象。相貌平平，自然很容易让人把你给忽略；而肥头大耳、额骨变形、颧骨突出，再配上鹰钩鼻、大嘴巴、深陷的眼窝和一大一小的脸庞，着实会毁掉你在别人心中的形象！骨骼随着年龄增长，累积应力使面部肌肉疲劳僵硬，力场的改变会使面颅骨骼之间缝隙卡错位，进而导致骨骼发生位移。再加上工作、生活等原因使脸部肌肉僵硬，血液循环不畅，代谢产物堆积，筋膜松弛，皮肤失去弹性和光泽，并且产生皱纹等，我们的脸型就会变得不匀称，进而加剧衰老的速度。现在我们运用5D徒手矫形美容手法来塑造出完美V形锥子脸，让人一眼就记住你，给你走向社会成功的第一保证，让我们向更加接近心中女神的容貌加倍努力吧！

按摩过程中进行左右扭头

步骤①

从锁骨上窝缺盆穴搓至翳风穴，沿着胸锁乳突肌进行按摩松解、部分有僵硬的肌肉，在按摩过程中进行左右扭头的动作，在手法操作时同时运用意念的作用，想象有一股强大的能力流经过手法渗入到肌肉中，感到胸锁乳肌非常轻快。反方向也是如此。重复做五次后，头扭45度拔伸到最大幅度，停留五秒钟。左右一样。

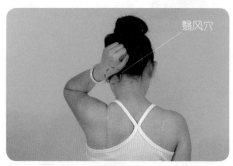
翳风穴

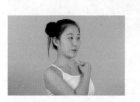 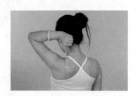

步骤②

双手紧握下颌，双掌根在下颌尖后稍用力向中间挤，同时拇指按摩耳后翳风穴，中指按摩耳前听会穴，时间一分钟，然后双手用力均匀向中间挤，并停留五秒钟。运用意念想象强大的能量使下颌朝着中间部收缩，重复操作六次。

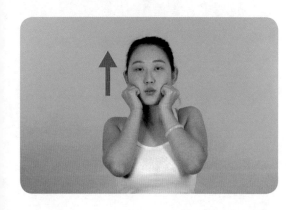

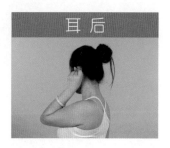
耳后

步骤③

　　从四白、巨髎、颧髎、上关进行按压，并进行旋转画圈按摩。动作做五次，然后用掌根鱼际压住颧骨至颧弓处按压，以局部受力最大限度，按压一分钟左右，不能产生疼痛，有酸胀感为佳。深呼吸并用意念想象巨大能量使颧骨颧弓都向内收紧，皮肤肌肉筋膜等也一同收紧。

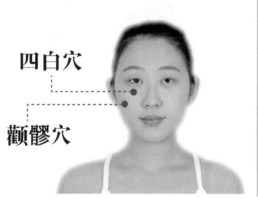

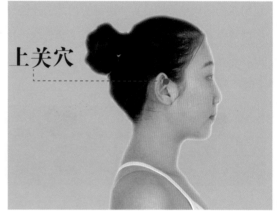

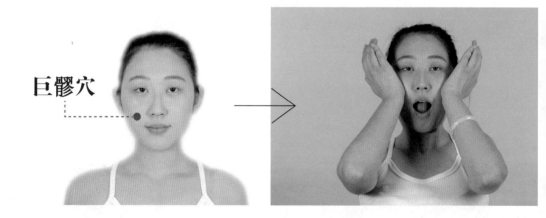

步骤④

双手点按鼻通穴三秒，然后从睛明推按至迎香穴止五次。从迎香穴至素髎穴五次。

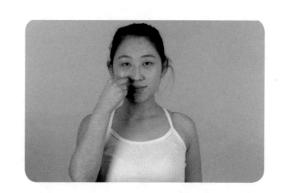

步骤⑤

按摩睛明、鱼腰、瞳子髎、丝竹空等穴，感到眼周轻快时，双拇指点按睛明处向上推至神庭穴五次，然后点按阳白穴五秒后向两侧推摩，左右侧各九次。

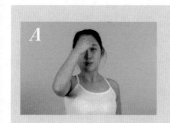 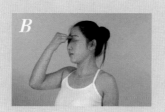 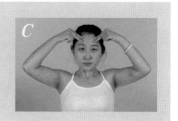

步骤⑥

利用双手大拇指的指尖向上顶颧髎穴，慢移轻挪至太阳穴颧弓处。重复五次。

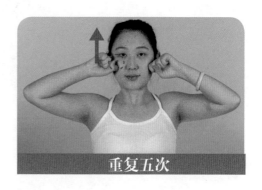

重复五次

步骤⑦

双手掌根用力在颧骨至颧弓处弧形从下到上进行按压，从而缓解此处肌肉紧张绷紧的症状。

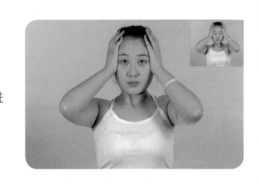

步骤⑧

双手点按承浆、地仓、颊车穴各五秒，然后双拇指由两侧向中间按压承浆穴三秒，拇指与食指形成钳形夹住皮下肌肉层由承浆、大迎、颊车、听会、率谷提捏三遍。

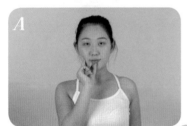

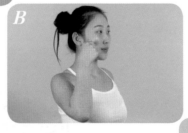

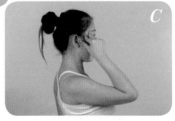

步骤⑨

　　从廉泉、天容、听会、率谷、头窍阴、翳风穴用拇食指钳住，由下至上提捏三遍。而后双手食指和中指夹住耳郭根部，进行上下搓揉五遍。

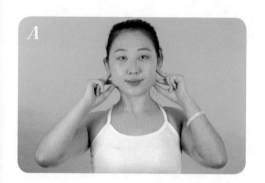

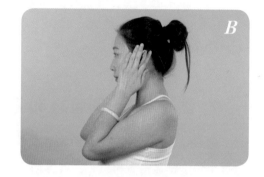

步骤⑩

　　双手拇指点揉缺盆穴五秒，而后捏住胸锁乳容肌从锁骨部按摩至枕骨粗隆九遍。

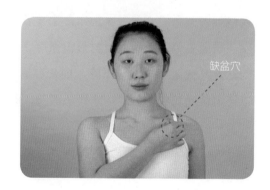

缺盆穴

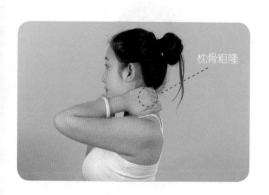

枕骨粗隆

做完上述十步，自己找一条躺椅或躺在床上，闭上双眼，双手轻扶脸庞，深深地一呼一吸，排除杂念，想象自己的脸蛋逐步形成完美 V 锥子脸，越来越接近影星冰冰那样美丽的脸形，心中油然升起那种愉悦而自信的心情，体会这种心情十分钟。

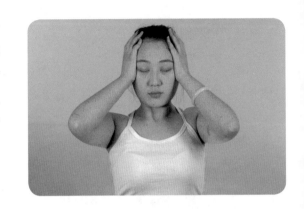

2. 塑造娃娃小圆脸的 5D 手法

圆脸又称娃娃脸，这种脸型让女性即便成年也会以童颜示人，永远不显老，无论从哪个角度都显得有稚气，是青春期与成年期的幼态延续现象。圆形脸的人乐观爽朗，容易与人相处，也富同情心，人际关系非常好，很容易受到异性的吸引。研究外貌与人格魅力关系的心理学家指出：个体若具有较幼小的脸部特征则较能吸引他人。有的女孩子天生个头不高，身材显得微胖，如果因为工作学习等过度疲劳再加上体质寒湿的话，其代谢水平就会下降，面部容易显水肿。若运用 5D 手法进行脸部塑型，就可以把大脸庞变成娇小玲珑娃娃小圆脸，既可爱又讨人喜欢。

步骤①

双手交叉点揉对侧中府、云门、肩井、风池穴五秒钟，头仰起，而后双手掌搓热，从枕骨粗隆处按摩至胸前中府云门处五遍。

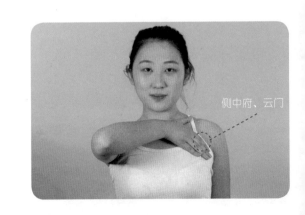

侧中府、云门

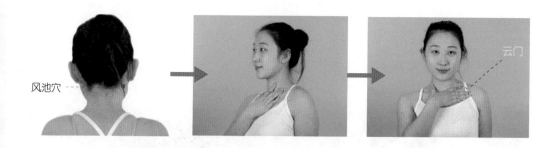

步骤②

运用双手拇指在风池穴处向上顶五秒，而后横向按摩枕后方。

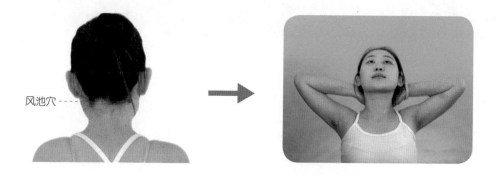

步骤③

利用食、中指点按一下翳风、听会、颊车、大迎、地仓穴三秒。

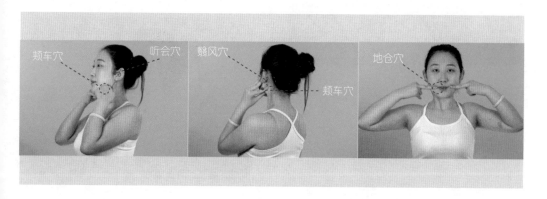

步骤④

将双手点按太阳、瞳子髎、丝竹空、四白穴三秒。

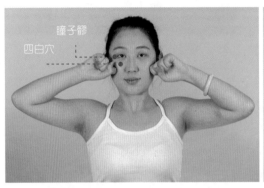
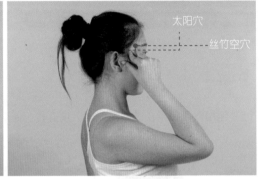

步骤⑤

用食、拇指点按巨髎、颧髎、素髎、迎香、人中穴三秒。

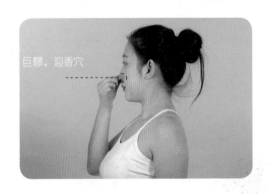

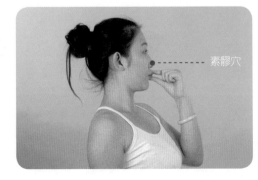

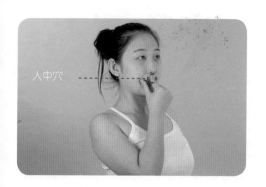

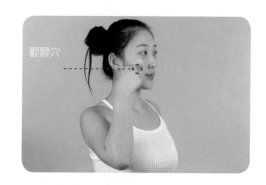

步骤⑥

用食、中指打小圆圈从颊车按摩至率谷穴，从地仓按摩至头维穴。

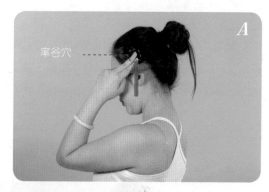

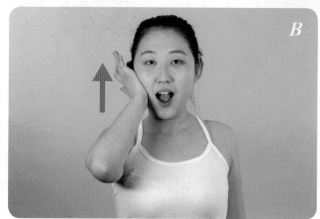

步骤⑦

用双手以圆弧形按摩下颌，下颌角按压五秒。

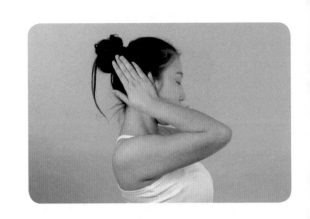

第⑧⑨步骤同锥子脸手法

做完以上步骤，找一条躺椅或床上，闭上双眼，双手轻扶脸庞，深深地一呼一吸，排除杂念，想象自己的脸蛋逐步形成完美娃娃小圆脸，越来越接近汉代美女卫子夫或明星汤唯那样美丽的脸形，心中油然升起那种愉悦而自信的心情，体会这种心情十分钟。

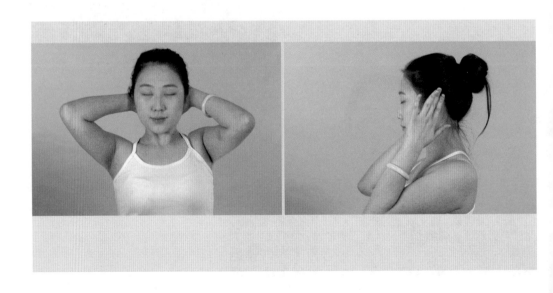

3. 窄额变宽

额头可以左右别人对你的印象，对你们人际关系造成影响。额头窄小，让人觉得很不开朗，自己照镜也容易产生一种透不过气的感觉，中国古代相学认为窄额的人运程都不会太顺。如果坚持用 5D 矫形美容手法，拥有梦寐以求的舒心额头根本不在话下。

步骤①

用拇、食指点按印堂、神庭穴五秒，而后从印堂按摩至神庭五次，着重在前庭和发际处，沿发际按摩七次，最后点按百会十秒钟。

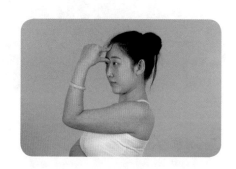

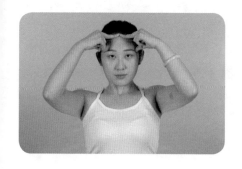

着重在前庭和发际处，沿发际按摩七次

步骤②

从左侧丝竹空斜推至神庭七次，只上不下，反方向亦然。

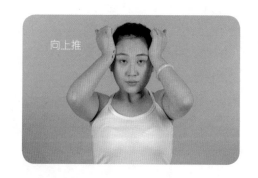

向上推

步骤③

从左侧方发鬓向中间横向推七次，反方向亦然，双手掌置于额中间线向双侧方外拉，重复五次。

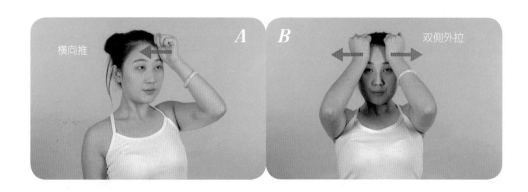

横向推 *A* *B* 双侧外拉

按摩到发热

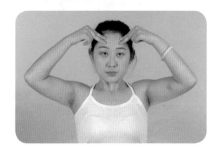

步骤④

食、中指置于阳白穴，也可用拇指关节进行按摩，如感有沙沙的小沙子可稍用力一些，按摩一至三分钟，感到局部有发热发胀感为佳。

做循环按摩

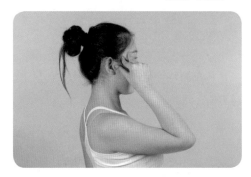

步骤⑤

双手掌根按摩丝竹空、太阳、头维等穴，作圆形按摩后，拇、食指作钳形弹提太阳穴三次，然后再抚摸太阳穴五圈。

4. 丰额

额头凹陷不仅会使人看起来苍老，而且容易产生抬头纹，如果对额头部骨骼与肌肉给予相应矫正，就能使凹陷的骨头及肌肉恢复平整及弹性，具有明显的丰额效果。

步骤①

将右手摊开后置于右眉上方，然后从斜方推揉额头。反方向亦如此。重复五次。

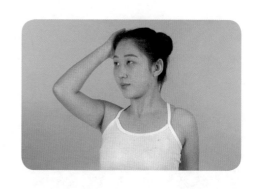

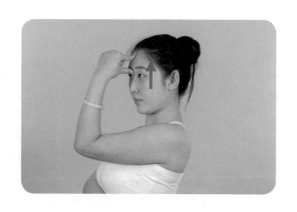

重复九次

步骤②

将左手摊于后脑枕处，从左侧耳后经枕骨粗隆到右侧耳后乳突处。重复九次。

步骤③

将右手中、食指置于神庭推至印堂穴，进行来回按压。重复七次。

步骤④

　　将左手中、食指置于阳白穴，左右两穴连续处进行来回按压。重复五次。

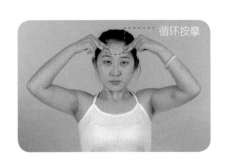

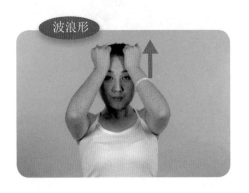

步骤⑤

　　将双手手掌放在鱼腰穴处经阳白到头临泣，以波浪形向上按摩。重复九次。

步骤⑥

　　将双手食、中指将印堂穴捏起推至神庭穴，从鱼腰至头临泣，从丝竹空至头维穴。由下至上捏五次。

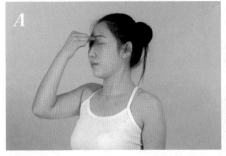

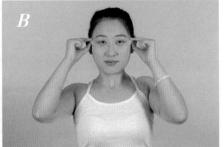

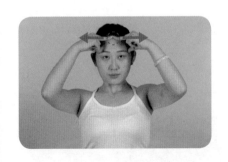

步骤⑦

　　将中、食指并拢从额中央处向两侧按压至头维处，由内而外。重复九次。

5. 丰脸颊

　　双颊凹陷会显得颧骨更加突出，脸色暗淡及皮肤松弛，肌肉下垂。5D矫形手法可使双颊丰满，彰显年轻活力。通过后继脸部瑜伽锻炼，可使效果更加明显。

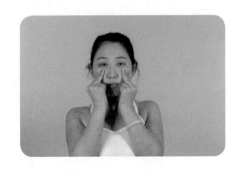

步骤①

　　双食、中指并拢放在颧骨下缘，沿颧骨下方一直以画圆式按摩上行至颧弓太阳穴处。重复五次。

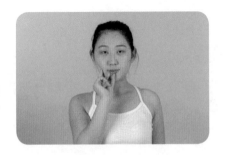

步骤②

　　食、拇指形成钳形，从承浆经地仓、颊车、听会止，将皮肤和筋捏起按这一顺序向上捏拉起。重复五次。

步骤③

先将食、拇指形成钳形，从迎香处捏起经巨髎、颧髎、下关、上关至悬厘止，进行捏拿按揉。重复五次。

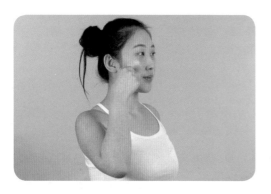
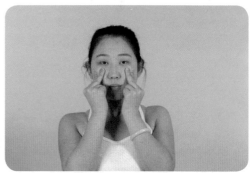

步骤④

将拇、食指形成钳形，从迎香处捏起经四白、瞳子髎、太阳穴至率谷止，进行提捏按摩。重复五次。

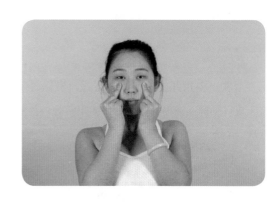

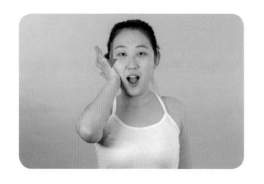

步骤⑤

将双手掌根放至颧骨最高处，并慢滑到下颌处，嘴慢慢张合，张开时尽量张大。重复五次。

步骤⑥

将双手全掌摊开放在双颊，从下颌部从下至上以打圆方式按摩太阳穴发际处。

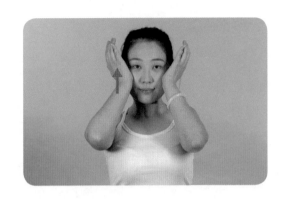

6. 降颧骨缩颧弓

颧骨过于突出会显得面相凶悍，在中国人面相学中女性主凶，突出的颧骨无疑会让女人在男性心中的形象大打折扣。通过 5D 手法调整颧骨及其附近的肌肉与筋膜状态，不仅可以使颧骨降低及颧弓内收，还可使太阳穴处显得更为丰满，整个面部轮廓更为协调，肌肤更有弹性。

步骤①

先用双食指点按上关、太阳、丝竹空穴五秒，并按摩三十秒。重复三次。

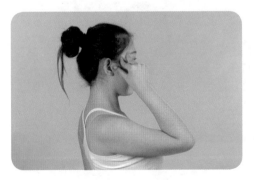

依次按摩，重复三次

步骤②

    将双手大拇指指腹放在巨髎、颧髎穴等处，并向上推按，沿颧骨边缘一直推至颧弓处。

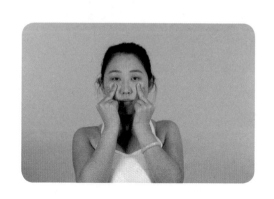

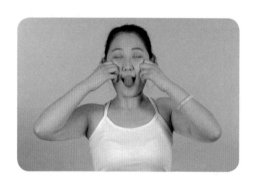

步骤③

    把嘴张成椭圆形，将双手按压在颧骨最高处，并伸出舌头，将下颌向前伸展最大限度，并停留五秒。重复五次。

步骤④

    左右手四指并拢，从迎香处沿着颧骨边缘一直按摩至颧弓。重复五次。

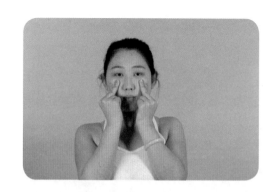

步骤⑤

用双手掌摊开全面盖住颧骨颧弓，用力将脸部向内挤压，并持续十秒。重复三次。

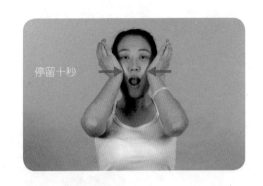

停留十秒

7. 消除耳下赘肉

V形脸的核心是从耳朵连接至下颌的轮廓。如果这一带脂肪堆积过多，就会显得脸型很大，同时也会使筋膜松弛。只有让耳下紧绷的肌肉得到放松，并让此处筋膜紧致，通过5D矫形手法刺激来促进颈部循环代谢机能，才能塑造使下颌骨弧度符合锥子脸角度，有效消除耳下赘肉。

步骤①

拇指点按耳后完骨、翳风、天容、扶突、人迎等穴，其余四指握紧拳头松解耳前部分咬肌等肌肉，松解嘴边大筋，由上而下。重复五次。

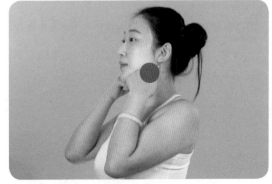

步骤②

双手按摩耳轮五次，而后用双手大拇指和食指捏住耳尖向上提九次，耳垂向下拉五下，再把全耳向后上方提捏三次。

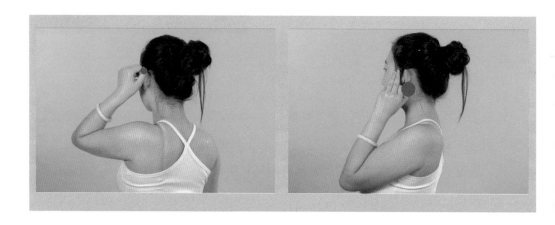

步骤③

双手食、指中指腹夹住耳根处，上下来回按摩九次，而后搓摩整个耳朵九次，至整耳有发热感为佳。重复九次。

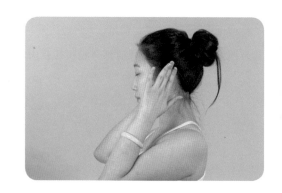

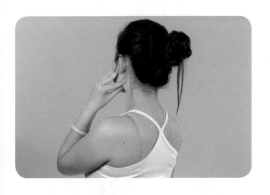

步骤④

　　左手食指和大拇指捏住耳下的赘肉进行按摩，并以此缓解紧绷的肌肉。反方向亦是如此。重复九次。

步骤⑤

　　右手食、中指点按右耳尖角孙、颅息、瘈脉、翳风等穴，反复五次，左耳亦如此。

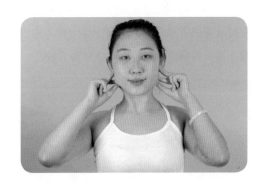

步骤⑥

手掌沿着颈部胸锁乳突肌向下至锁骨处轻轻抚摸。反方向亦如此。

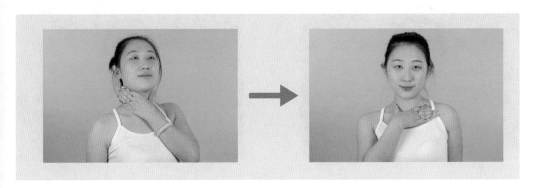

8. 消除双下巴赘肉

现在很多女性其他部位都很瘦，唯独下颌处有很多赘肉，这样会让脸与颈部很难区分，观感大为失分。通过对下颌至下颌关节、颈部、耳朵的颈部淋巴结进行均匀的刺激，就可以有效去除双下巴赘肉。

步骤①

先仰头，慢慢放松脖子，然后尽量向上伸，保持此姿势五秒。而后双肩下垂，舌尖伸出并轻微上翘，并向前伸到最大限度保持五秒。

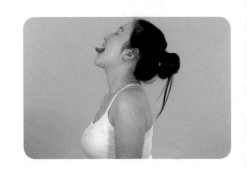

步骤②

将舌头尽量向右侧伸出，左肩下垂拉伸，保持五秒，反方向亦然。同时按摩廉泉及承浆穴五秒，并用力推压下颌。重复五次。

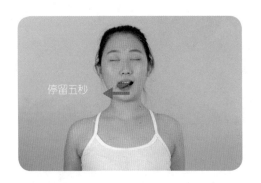

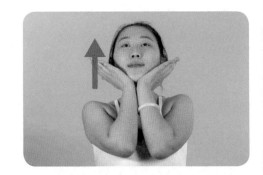

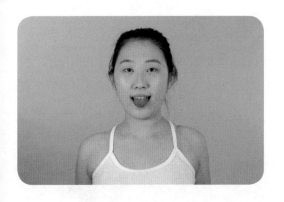

步骤③

　　将舌头尽量向鼻尖方向伸出，两肩下垂，持续五秒，而后双肩胛向后方向中间挤（同时要感到肩胛骨用力下拉，以脊柱两侧有发热感为佳）停留五秒。将右手食指点压锁骨中央下陷处天突穴，左手拇指放在颌廉泉穴处向上方挤压。重复三次。

步骤④

　　舌尖尽量向下巴伸出，同时两肩用力向下向前，持续五秒。食、拇指指腹形成钳形捏起廉泉穴处浅筋膜，并沿下颌缘向耳下向上。反方向亦然。重复五次。

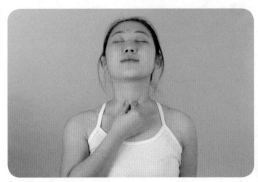

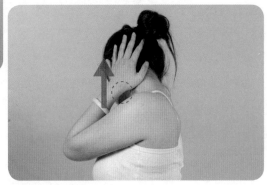

步骤⑤

张开嘴呈 O 形，让舌头伸出来舔在左侧嘴角向上稍稍旋转，在舌尖对准人中穴时停止，右肩下垂，并保持五秒。反方向亦然。双手的食、拇指呈钳形捏起承浆处大筋和肌肉至耳前听会穴处。重复五次。

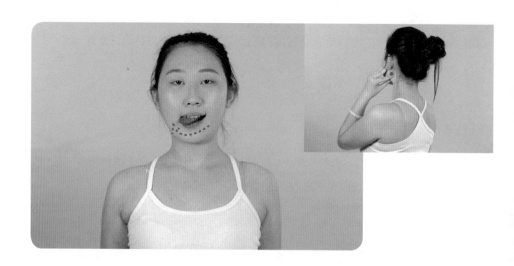

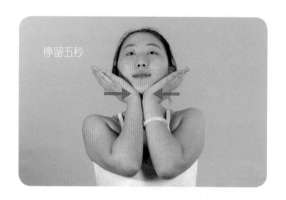

停留五秒

步骤⑥

将双手掌抚住下巴处，向内中间挤停留五秒，然后从下颌按摩到颧弓处。重复五次。

9. 矫正下巴歪斜

下巴歪斜就会使整个脸部显得大小不一，有时候下颌向左或右偏离，会使两侧的嘴角不对称，无论是笑还是其他脸部表情都会显得别扭和不自然。通过 5D 矫形手法可使下巴复位，使脸部左右对称，并可使歪斜的下巴及嘴角恢复自然美丽。

步骤①

双手紧握拳，轻轻按摩两侧面颊一分钟，而后摊开手掌包裹住左右脸颊。两侧腋下夹紧，手掌根部用力在下颌关节处停留五秒。重复五次。

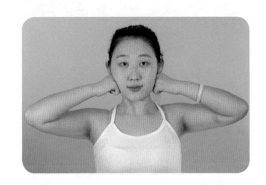

步骤②

双手拇指按摩太阳、听会、颊车穴各一分钟，而后下颌慢慢张开左右活动九次，再前后活动九次。做动作时双手按压住两颊，并向下颌活动方向相反用力。

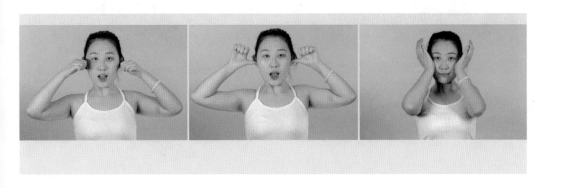

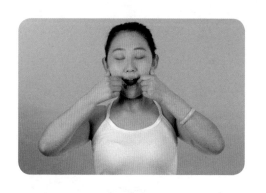

步骤③

双手伸入口腔，放松颊部两侧肌肉群，退出口腔，将嘴缓慢张开闭合，张开时尽量张到最大。重复五次。

步骤④

手掌摊开，用力将偏歪的一侧下颌向对侧按压，并保留力量十秒。而后张嘴尽力向对侧歪。重复五次。

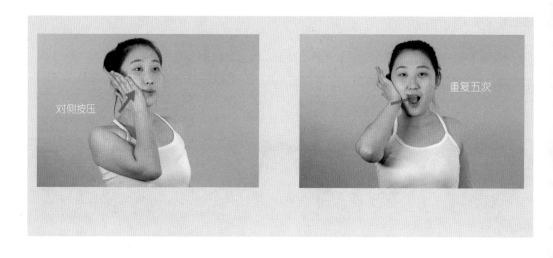

对侧按压

重复五次

10. 收下颌角

经常食用过硬的食物或饮食习惯不规律，都会引起下颌骨肌肉过于发达而突出，导致淋巴的流动及代谢产生淤积形成四角颌，就像男人一样的国字脸。通过 5D 矫形手法来放松下颌角部的肌肉，重塑筋膜弹性，并轻揉淋巴流过的地方，就可塑造完美的下颌曲线，打造瓜子脸或锥子脸。

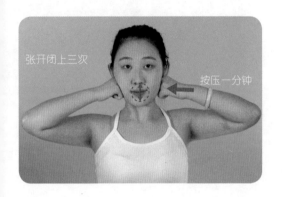

张开闭上三次　　　按压一分钟

步骤①

先将嘴张成 O 形并停留五秒，重复三次。下巴向前伸展到最大限度并停留五秒，重复三次。而后用双手食、中指指腹缓慢按压腮部后方的听会、上下关穴一分钟。

步骤②

双手握紧拳头贴于两颊部，在颧骨下边缘，由颧髎按摩至太阳穴部。以此来放松颊部的肌肉与筋膜。

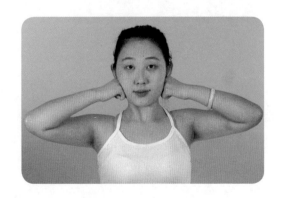

步骤③

将右手大拇指固定于下颌角位置，用左手沿颈部向下拉伸，然后左手在锁骨窝处固定，并将嘴尽量张大闭合六次。而后在双唇紧闭的状态下，用双掌心盖住下颌关节，用掌心以画圆的方式转动下颌关节。重复五次。反之亦然。

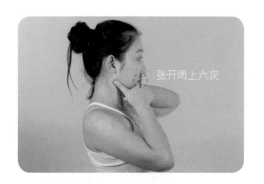

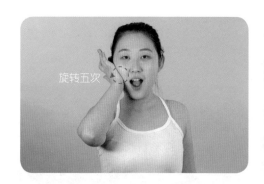

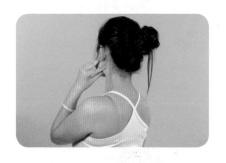

步骤④

用双手大拇指和食指形成钳形捏住双颊，以中指为支点，朝听会穴方向提捏。重复五次。

步骤⑤

伸直左手拇指置于下颌角，食指置于耳后，其余三指置于耳前，将下颌用力向中间挤，重复五次后，按摩一下被挤处，同时进行张嘴闭合动作五次。

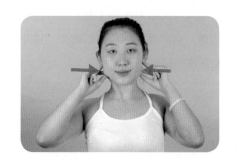

11. 打造锁骨美女

在夏季，一个穿清凉装的锁骨美女走在大街上，非常引人注目，锁骨美女通过适当突出的锁骨不但能衬托出下颌和颈部优美的曲线，而且能衬托出傲人的胸部、优美的曲线。通过 5D 矫形手法，便可以塑造出美丽的锁骨。

步骤①

点按天突、肩井、中府、云门等穴，并进行适当按摩。而后用右手食、中指钳住锁骨，从外到里地移动，反方向亦如此。重复五次。

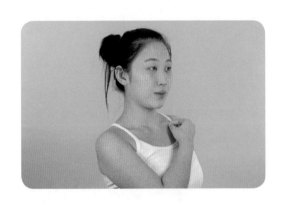

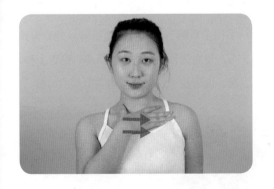

步骤②

沿着锁骨上下缘由内向外侧方进行挤压，左右亦然。重复五次。

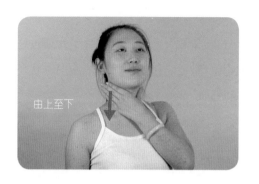

由上至下

步骤③

　　左手指并拢附着颈部斜方肌处，掌根对着胸锁乳突肌锁骨部，缓慢由上滑至下方锁骨内侧缺盆穴处。在滑动过程中进行点头和仰头动作三次。在做此动作时脸要保持面对正前方，反之亦然。

步骤④

　　左手四指并拢置于锁骨下缘，拇指置于锁骨上缘，而后朝着腋窝方向推按。重复五次，反方向亦然。

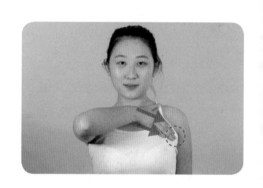

步骤⑤

　　双手抱于后脑勺，双臂肘向后仰，并尽力拉伸肩关节，使肩胛骨向脊柱中间挤压，停留十秒。重复五次。而后按摩锁骨部与肩关节部肌肉群。

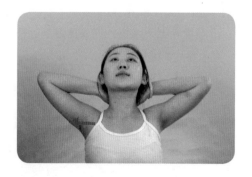

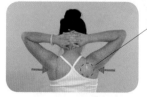

肩胛骨

背侧

12. 塑造完美颈部

颈部是突出女性容貌美丽亮点的重要部分。如果颈部因为工作生活习惯长期处于一个姿势，就非常容易使肌肉变得僵硬，脂肪组织增多，皮肤松弛，进而使颈部曲线变得凹凸不平，还会使颈部静脉血、淋巴液回流出现堵塞，导致脸部水肿或者出现斑点，脸部皮肤松弛。通过 5D 矫形手法，调整颈椎关节位置及肌肉紧张状态，从而达到美亮颈部肌肤曲线的作用。

步骤①

右手拇、食指尖形成钳形，沿着咽喉上部的甲状腺软骨部提捏拿起皮肤向下至天突处，重复三次。而后拇食指拿住甲状腺软骨颈部进左右侧方向运动五个来回。

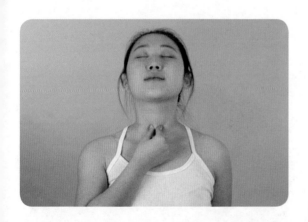

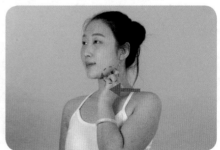

步骤②

用双手食、拇指分别按压枕骨粗隆最高处及凹陷处的风池穴五秒，而后头向左倾斜，用整个左手包住颈部进行由上而下的轻抚。重复五次。反之亦然。

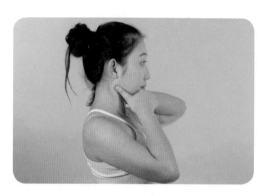 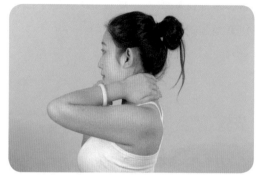

步骤③

颈向后仰，将右手放在颈部左侧的上方，而后向下轻抚。重复五次。反之亦然。

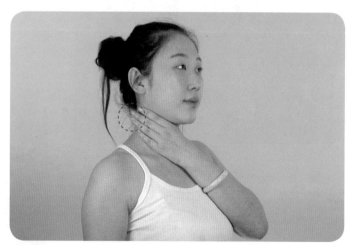

步骤④

双手置于枕后，拇指点按风池穴三秒，而后从风池穴推至肩中俞止，重复三次。而后头向右侧方倾斜，尽量使右肩与脸紧贴在一起，双手各自施以相反方向的力量阻止头与脖子的活动，重复五次，反方向亦然。

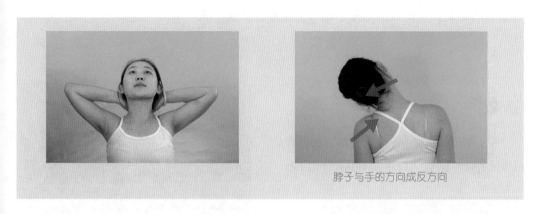

脖子与手的方向成反方向

步骤⑤

头颈左侧 45 度转动，使胸锁乳突肌紧张，右手拇食指相间从枕骨粗隆用力推下锁骨部，重复九次。反方向亦然。

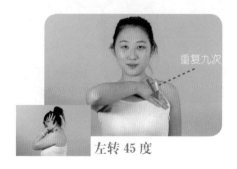

重复九次

左转 45 度

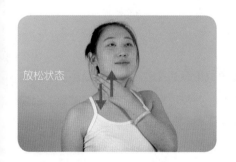

放松状态

步骤⑥

头向后仰，下颌尽量向前上方伸展到最大限度，并停留五秒，重复九次。而后右手摊开放松颌下二腹肌及颈部肌群，由上而下重复七次。

13. 矫正脖子前倾症

大多数人在平常上网、看电视的时候，颈部都会习惯性前倾，这种姿势很容易导致颈部、上胸部肌肉僵硬，久而久之就会出现驼背和脸部肌肉松弛，部分人还会出现额头前突等症状。通过 5D 矫形手法使得颈胸部椎体复位，肌肉紧张得到缓解，不仅可以塑造出上身段挺拔的形象，还可防止女性乳房下垂。

步骤①

左手掌摊开握在颈后，而后进行提捏颈后部僵硬的肌肉五次，而后抬肩仰头，停留十秒。

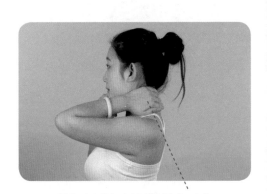

提捏颈后部僵硬的肌肉五次

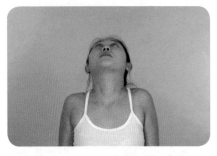

保持十秒

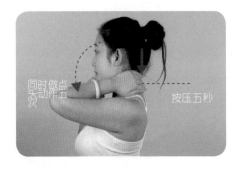

同时做点头动作五次

按压五秒

步骤②

将左手放于颈后枕骨粗隆处，沿侧面缓缓地推至肩井穴，并按压肩井穴五秒，同时做下巴伸展动作并深点头五次。

步骤③

右手以 V 字形按摩颌下二腹肌，并适当力度点摩天容穴，并缓缓地向后仰。重复五次。

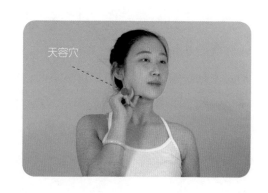

天容穴

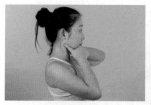

侧面

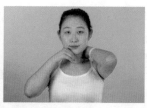

正面

步骤④

将右手放于耳后侧完骨穴处，左手放于左肩的肩井穴处，缓缓斜侧拉伸脖子。反方向亦然。

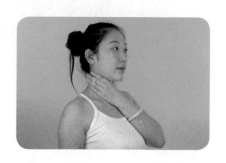

步骤⑤

用右手捏起颈侧肌肉群，从上到下缓缓按压至锁骨内侧。反方向亦然。

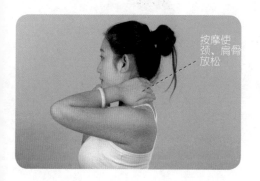

按摩使颈、肩骨放松

步骤⑥

双手把住颈后大椎穴，来回按摩至大椎发热后轻叩击大椎，头向后仰，持续五秒。双肩胛骨内收挤压至脊柱内侧缘，并停留十秒。重复九次。

14. 塑造漂亮的大眼美女

眼睛是体现女性美的第一窗口，一双迷人的双眼，能够摄取男人的心魂。但眼睛却是十分娇嫩的，很容易产生黑眼圈、大小不一、眼周皱纹等症状。通过 5D 矫形手法，可以祛除黑眼圈，使小眼变大眼，赶走眼周皱纹，并且还能够消除泡泡眼。

步骤①

右手捏住右侧的迎香处肌肉，左手食中指点按四白穴、颧髎穴。一边吸气一边用左手向外拉至太阳穴，同时右手向下按压。呼气时放松，手回到原来位置。重复五次。

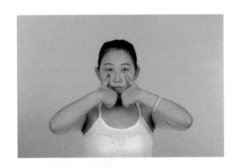 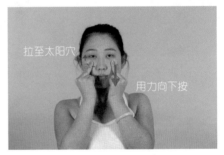

步骤②

点按睛明穴、鱼腰穴、丝竹空穴、四白穴。并沿四穴进行画圈按摩五次，然后按住鱼腰穴向上推停留五秒，点按承泣穴向下推并停留五秒。重复五次。

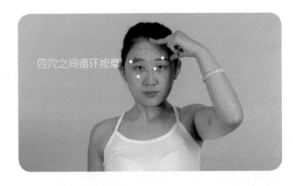

步骤③

双手拇指与其余四指形成钳形，将双眼睑的肌肉捏起，拇指从睛明处向外侧眉梢处推七次。然后双手掌根在眼睑处由睛明处向头维穴按摩五次。

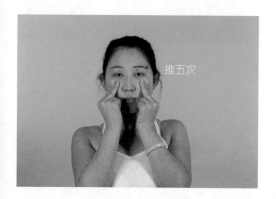
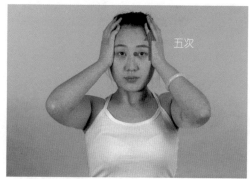

步骤④

双手交叉，放于后脑勺。像揉肉球一样，双手上下按摩后脑勺的肌肉，按摩两分钟后，用力按压枕骨粗隆，并持续五秒。重复七次。

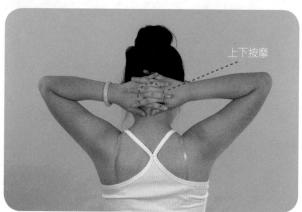

步骤⑤

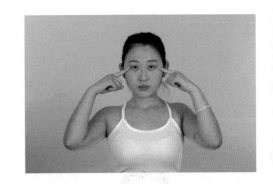

　　双手食指紧贴眼眶骨边缘，按摩眼周，部分人感觉骨缘处有沙沙的石子样东西，给予轻轻拨开，上下眶按摩五次。而后双手掌搓热，贴在眼前，让热量渗透眼球内。重复三次。

步骤⑥

　　双手食、拇指分别点按睛明、瞳子髎穴五秒。而后闭上双眼，双手按摩眼睑由内侧向外侧推向头维穴。重复九次。

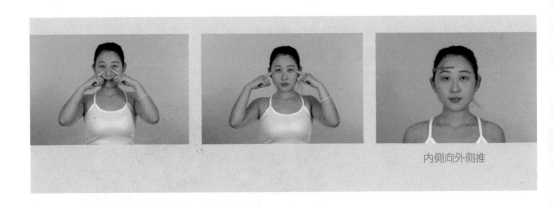

内侧向外侧推

15. 塑造俏丽鼻子

鼻居脸部正中，是吸引人注意的焦点。拥有俏丽鼻尖，笔直挺拔鼻梁，乖巧的对称鼻孔，这些都是可以通过 5D 矫形手法达到完美状态的。

步骤①

双手食指指尖压住鼻翼两侧鼻通穴，沿着鼻尖方向缓慢挤压。重复五次。而后食、拇指点按两侧迎香穴，中指按在鼻尖，食拇指沿鼻孔两旁向鼻尖按压与中指（三指）共同捏起鼻尖并停留三秒。重复五次。

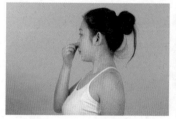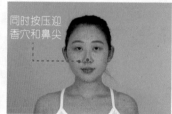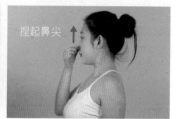

步骤②

双手食指压在鼻子两侧，向着眼睛方向向上挤压，到达睛明穴时轻摩五圈。

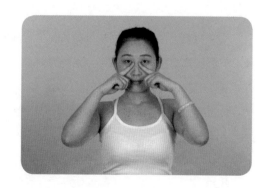

步骤③

左手大拇指按住睛明穴处，将鼻根固定住，右手食指放在巨髎穴处，一边深吸气，一边向左右侧方向进行拉伸，呼气时放回原位。重复九次。

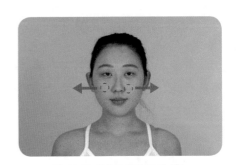

拉伸节奏与呼吸相协调

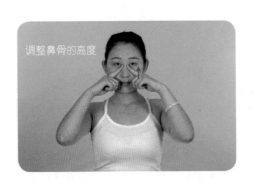

步骤④

双手食指指腹轻压鼻通穴至睛明穴部位，感受一下鼻骨，深呼吸并轻按慢移挪动调整鼻骨的高度。

步骤⑤

右手拇食中三指形成钳形，拇指置于右侧鼻柱上，轻轻按摩鼻柱五次，而后三指合力向斜上方拉伸，重复五次。反方向亦然。

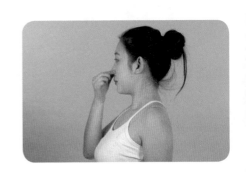

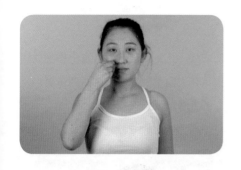

步骤⑥

双手食指置于鼻唇沟处，双拇指置于颧骨最高峰处，食指向拇指方向推摩九次。

16. 矫正朝天鼻

步骤①

双手食指置于鼻孔两侧，由迎香穴至睛明穴推揉七下。左手食拇、指用力拔伸鼻尖，右手食指置于鼻通穴进行点揉数次，左手再将鼻尖向左下拉伸七下。重复五次。反方向亦然。

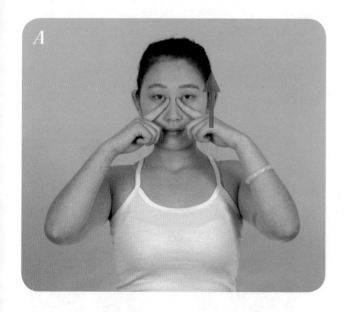

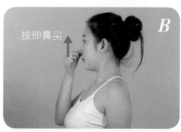

拔伸鼻尖

左手再将鼻尖向左下拉伸七下

步骤②

　　将双手食指置于迎香处以画圆圈方式，一直按揉至晴明穴处，重复七次。而后食中指形成钳形置于鼻孔两侧，拇指置于鼻中柱，将中柱向内推，食中指将鼻尖向下拉，并按摩两侧鼻翼。重复五次。

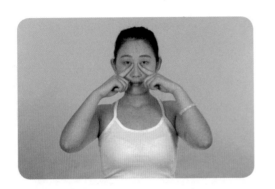 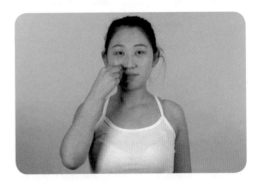

步骤③

　　双手食、中指抚住鼻尖鼻翼，沿迎香穴推揉至于颧骨最高处。重复九次。

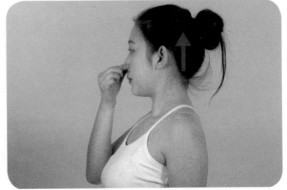

17. 丰唇

唇部是体现女性性感美的重要部位，饱满而红润的嘴唇能给女性容颜美加分。嘴唇最易受到缺水的困扰，因此及时的补水并配合 5D 矫形手法能够促进嘴唇部位的血液循环，恢复肌肉弹性。

步骤①

将右手食指点按人中、地仓、承浆穴并按揉搓一分钟。

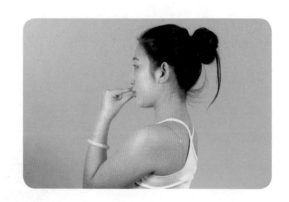

步骤②

双手食指置于上唇人中处向两侧地仓方向推按十下，而后置于下唇承浆向两侧地仓方向推按十下，拇食指捏起上下唇向前方拉伸十次。

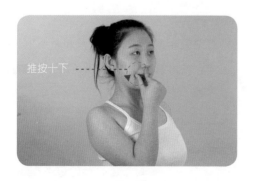

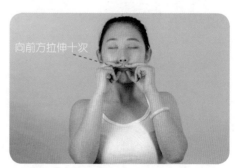

18. 塑造美丽嘴型

两边的嘴角如果出现下垂，就会显得一个人老气横秋，而上下唇不对称则给人一种不开心的样子，还有部分女性上牙暴凸，则容易给人一种没有修养、粗暴的印象，所以嘴型的美观是直接带给人美感非常重要的部位。通过 5D 矫形手法来矫正嘴角下垂、不对称，都可以达到很好的效果，矫正后达到一种青春飞扬的感觉。

步骤①

双手置于两侧嘴角，双中指点揉地仓穴九圈。而后大拇指，食中指形成钳形，捏起嘴角边肌肉，嘴角筋，向上方拔筋七次。

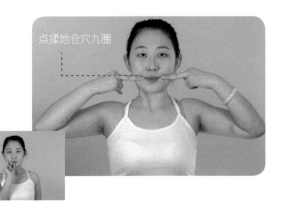

步骤②

双手掌摊开包住嘴角和整个下颌关节，并用掌根部力量由嘴角向下颌角方向推摩十下。

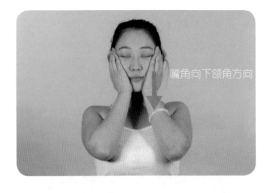

步骤③

　　张开嘴形成 O 形并张闭合五次。用双拇指按摩下颌关节处绷紧的肌肉群。

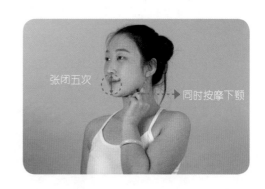

张闭五次

同时按摩下颚

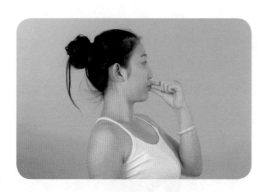

步骤④

　　双食指分别置于上下唇人中，承浆穴处，以相反的方向对推八次。

步骤⑤

　　双手拇食形成钳形，向外上方提起，并用意念想象嘴角上翘的样子。再用能量流手法来感应嘴角边肌肉向上方伸展，拉起嘴角上扬。

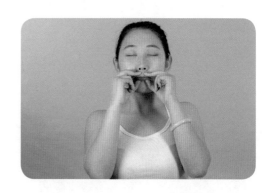

步骤⑥

右手轻握紧拳头放在上唇处，中指对着人中，利用指关节按揉牙龈，而后深呼吸，用拇食叉开暗劲压住上牙，向后方用力，并停留十秒，重复九次。然后轻摩上嘴唇数秒。

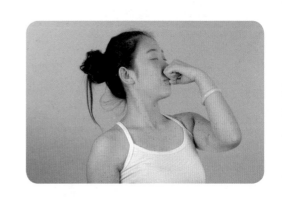

19. 塑造美丽耳型

双耳不对称、大小耳，或耳型歪斜都会造成脸型不匀称，影响全局容貌。通过5D矫形手法来纠正耳型问题，从而使五官全局看上去更加匀称和美丽。

步骤①

摊开双手掌，将双耳对折，进行全耳郭按摩。重复九次。

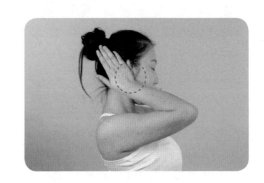

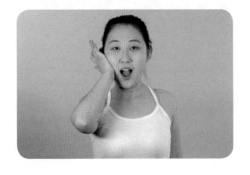

步骤②

双手食指置于双耳前端，进行上下搓摩。重复九次。

步骤③

食、拇指夹住耳郭，从外耳轮一直按摩至内耳轮。重复五次。

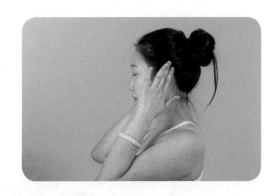

步骤④

双手食、拇指形成钳形，捏住耳郭上端向上方提拉五次，而后捏住耳郭的后方中部向后拉五次，捏住耳垂向下方提拉五次。做完这些动作后轻摩双侧整耳郭。

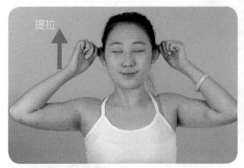

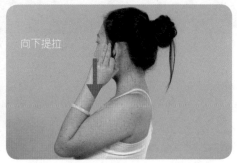

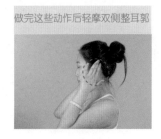

做完这些动作后轻摩双侧整耳郭

步骤⑤

双手食、中指夹住耳根部，进行上下来回按摩，而后点按后方翳风穴，耳前听会穴各十秒。

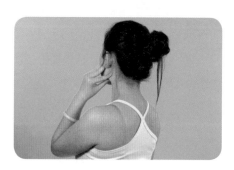

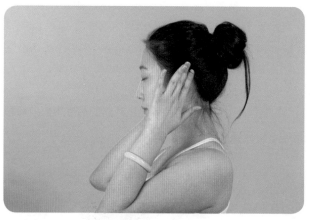

步骤⑥

双手握住整个耳郭并包住下颌关节，进行全掌按摩十个来回。

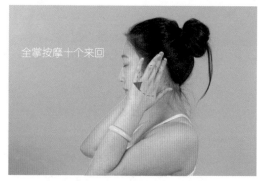

全掌按摩十个来回

20. 塑造挺拔身姿

挺拔的身姿包括四大特征：颈部细长，双肩内收，腰骨盆部曲线明显，臀部高翘。运用 5D 矫形手法矫正脊柱与肩胛骨、骨盆这些部位，使骨骼与肌肉达到协调平稳，塑造出美丽诱惑的身材。

步骤①

从按摩枕骨粗隆部肌肉群一直放松肩部。进行按、弹、拔、松、揉等手法，使这些肌肉群得到一个最佳放松状态。然后进行整个颈部拔伸，放松整个颈椎关节。

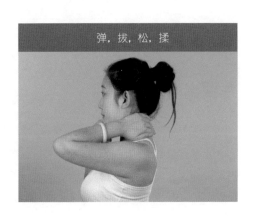

弹，拔，松，揉

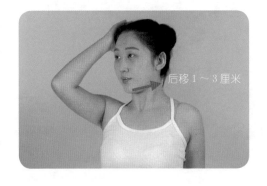

后移 1～3 厘米

步骤②

下巴后移缓解颈椎弯曲。将牙齿微微合拢，下巴缓缓向后移动 1～3 厘米，直到肌肉感到紧张，双肩同时放松。持续 5～10 秒。重复 3 次。

步骤③

肩胛骨收缩，后背挺拔。两臂伸直与肩平，
之后，两臂弯曲，手掌朝上，与肩平行，这样
会让肩胛骨紧缩，同时打开前胸，两肩伸展。
坚持五秒，重复五次。

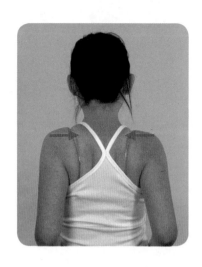

步骤④

骨盆倾斜锻炼脊椎。这招主要是通过锻炼骨盆而强健脊椎。放松髋关节，臀部微微凸起，
将拇指放在最低的肋骨处，将其他手指放在髋关节上，然后，慢慢收缩臀部并缓缓向前运动，让
两侧的髋骨和肋骨最低点处在同一垂直线上。坚持五秒，每次重复三次。

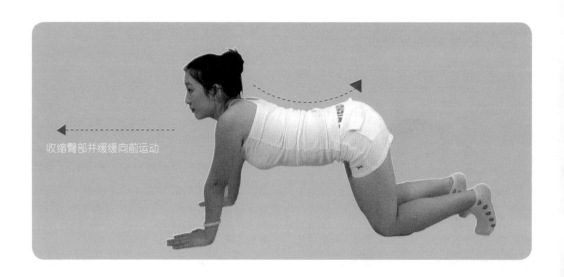

收缩臀部并缓缓向前运动

步骤⑤

收腹运动，锻炼腰部，运动肠部，减少脂肪。双手向前伸，双脚张开齐肩宽，吸气时，双手内收，肚皮胀起；呼气时，双手外展，肚皮缩紧。重复三分钟，而后双手捏起腰部两侧肌肉，向腹内侧进行提拉放松九次。

步骤⑥

双手叉腰，仰头，收肩，向背侧弯，重复九次。而后双手交叉拍打背部，从肩胛直到臀部，上下来回九次。

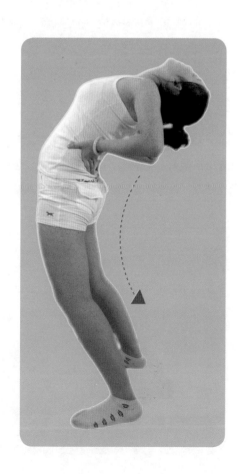

21. 调整高低肩

高低肩是由于脊椎偏歪、骨盆不正引起的肩胛骨、锁骨、颈椎侧偏而造成的。现代女性，特别是中国女性平常都以单侧拎包为多，这样就造成了单侧过多受力，久而久之造成一侧肌群力量强大，而另一侧肌群力量减弱，使脊柱、骨盆等骨骼向一侧偏歪。通过5D矫形手法使两侧肌群力量达到均衡，并且矫正脊柱、骨盆等处的骨骼，使脊柱重回中位线，双肩恢复到自然一致的状态。

步骤①

仰卧在床上放松，展开双脚(约30～40厘米)。突出无名指，紧握拳。使劲把双臂向两侧伸直，边吸气边把脖子转向内侧。吸足气后屏住呼吸，无法再憋气时，口气吐出。放下双手，静待十秒钟。

步骤②

仰卧地上，双脚尽可能大大展开，手指并齐伸直，小指接触地板，用小指推地板提起腰部。若用小指无力支撑时，就用手掌支撑。边吸气边用小指和脚跟作为支撑，抬高腰部，吸足气后屏住呼吸，无法再憋气时，吐气放下腰放松，静待十秒钟。

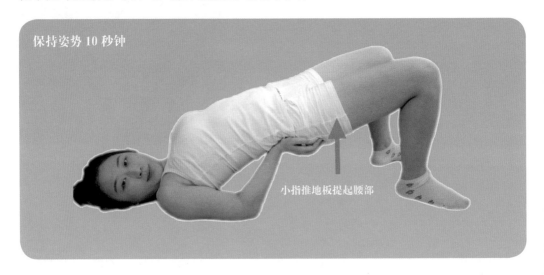

保持姿势 10 秒钟

小指推地板提起腰部

步骤③

左手叉腰，身体向左侧倾斜到最大限度。重复五次。反之亦然。

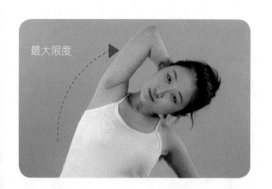
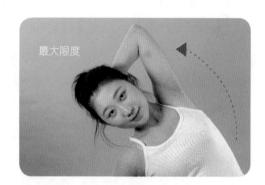

步骤④

侧蹲，左膝形成蹲步，右腿尽量伸直，下巴顶左膝盖，保持一分钟，反方向亦然。左右交替，重复三次。

步骤⑤

背靠门框边，双侧脊柱晃动分拔侧方肌群来回十次，而后双肩胛骨尽量内收，持续五秒后放松。重复十次。

步骤⑥

双膝盘腿，下巴顶住膝盖，左右交叉动作。重复十次。

22. 骨盆矫正打造完美臀部

每天的走姿、坐姿、站姿如果不正确，就会令盆骨前后或左右移位，臀部的肌肉衰弱，下垂、后凸、扁平丑臀就是这样形成的！

大臀肌与中臀肌，以及支撑臀部的腿筋都是形成臀部的重要肌肉群。另外，外旋肌是否处于完美的状态，是由骨盆的形状而决定的，骨盆没有倾斜、下垂、松弛、硬块的问题时，臀部的肌肉分布均匀，肌肉量适当，肌力也处于较高的状态时，美臀就能轻松形成。

从左右两侧的大转子开始，往臀部顶点之间的弧线，就是判断美臀的标准，同时大腿骨稍稍外旋，不向内收拢，能更好地承托与支撑臀部。

步骤① 翘臀热身运动

（1）左膝往上弯曲，将小腿微微向下收拢，右腿往外屈膝，将脚腕架在左膝上，左右脚都绷直，双手抱着左侧大腿躺卧在地上，以这个姿势往上抬起臀部，保持十秒。

（2）双臂伸直放于身旁，手掌贴地，左腿屈膝，右腿伸直并往上高高抬起，与地面垂直，上身随之提拉上升，令腰背、臀部、双腿均离地，只用头部、双臂、两肩支撑全身，保持该姿势10秒。

步骤② 重整骨盆

双手叉腰站立，利用骨盆施力，分别前后倾斜。当骨盆向后倾斜时深深吸气，腹部肌肉随着骨盆的移动充分舒展开来。当骨盆向前倾时，臀部往下收，腹部肌肉收缩，同时保持缓缓的呼气。

步骤③　转动股关节

双腿自然伸直躺卧，脚掌微微向前绷直，两脚之间相离一个拳头的空位，腿部下侧、臀部、腰部、肩胛骨、头部都贴紧地面，双手叉腰，手肘落于地上。

全身平躺，双腿交替地往上抬起，然后在空中绕动股关节，用脚画圈，内转与外转各五次。

步骤④　抬臀

双腿屈膝躺卧，两脚间相离一个拳头的空位，双臂屈肘叉腰，臀部肌肉收紧，与大腿保持直线，骨盆微微后倾。然后伸直双臂，贴于地面，臀部往上抬起，令大腿、骨盆、腰腹连成直线。

步骤⑤　臀部下沉

保持抬臀姿势五秒后，臀部下沉，收紧腹部，但注意臀部不要着地，与地面微微相离，保持数秒后恢复姿势。

23. 瘦身塑形

身材问题一直都是女人萦绕心头解不开的结，既怕太胖又怕过瘦，本章教你运用DIY整骨运动来塑形，为你打造出完美的 S 形曲线。

步骤①

身体站立，帮助打开僵硬的后背和大手臂外侧肌肉，塑造漂亮的手臂线条。双手往前推直的时候，手臂和地板保持平行。下巴微微收一点，肩膀尽量向下垂，吸气时后背向上使力，肋骨内收。呼气时肩膀向下压，手腕向前推。从脖子到手臂产生打开的状态。

步骤②

帮助展开颈部后侧和两侧肌肉，能够舒缓颈部压力。吸气时身体向上提，但肩膀下垂。吸气时收紧下巴，尽量将下巴向胸腔里靠。停的过程中每次吸气，由两侧腰部向上推，一直到手腕。呼气时身体不动，手的位置向后稍微调整，并向上拉长，再往后推。

步骤③

伸展腰部侧面，紧实腰部肌肉线条。两边肩膀保持平面，右手向上吸气拉长，呼气，身体向左边伸展，右手臂贴向脸颊，左手伸展旁边触碰地面，可以微微弯曲，眼睛尝试去看天花板，如颈部有压力可看正前方或地板。呼气同时尝试将右手臂拉长。(做完后换另一边)

步骤④

活动脊柱，使其更好地吸收营养，以按摩挤压到腹部胃部器官，来帮助刺激消化系统。右手向后绕身放在左腿的大腿根部。左手放在右膝盖上。保证脊椎直立，肩膀保持平行状态，头部向后旋转，下巴微收，吸气时，身体向上拉。呼气时，身体向后加深扭转。(做完后换另一边)

步骤⑤

站立展开胸腔，活动脊柱，停留时拉伸腹部直面肌肉，来帮助消化。膝盖与胯部一样宽，大腿保持垂直状态后，双手向前伸展，胸腔和下巴往下贴近地面，如果压力较大，可将身体向前移动少许，但要保持手臂伸直的同时，打开胸腔，脊椎和腰部。

24. 消除面部皱纹刮痧法

岁月蹉跎，女性皮肤在十八岁达到顶峰之后，随着年龄的增长皮肤弹性慢慢衰退，在不知不觉中，各种皱纹爬上脸上、颈部等皮肤娇嫩之处，抬头纹、鱼尾纹、法令纹、颈纹侵来。运用刮痧法能明显快速抚平皱纹。

（1）头顶刮痧

头顶正中间是督脉，左右各 2 厘米是膀胱经。刮痧时，在这两条经的范围内，由前额开始向后至颈部刮。刮痧次数可灵活把握，建议左、右两边各 10 次。

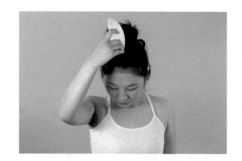

（2）前额刮痧

从前额中间开始，各向右、左平刮至太阳穴，各 6 次。

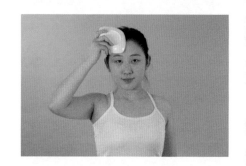

（3）头侧面刮痧

由太阳穴上部开始，弧形往后、下至颈部，左右两边各刮 6 次。

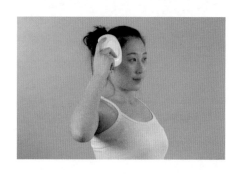

（4）耳部刮痧

耳根四面是三焦经。用刮板尖揉、压听宫穴（耳屏正中前凹陷处）10次；然后，由听宫穴向上沿耳外廓向后至耳根刮6次。

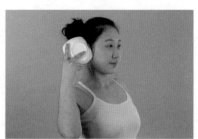

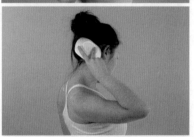

（5）眼部刮痧

内眼角深处上部是睛明穴，用刮板角揉、压10次；沿眉头由内向外至眉尾外凹陷处（此处为丝竹空穴）刮6次；沿下眼眶由内向外至凹陷处（此处为瞳子髎穴。丝竹空和瞳子髎是胆经和三焦经交会处）刮6次。

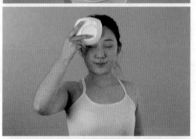

（6）眼部刮痧

鼻翼外缘沟中是迎香穴，正对瞳孔眼眶下缘是承泣穴，该域是大肠经和胃经交会处。左、右两边各刮6次。

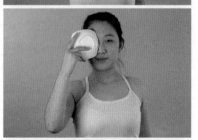

（7）颈部刮痧

喉管两边从上到下，左、右各刮6次。

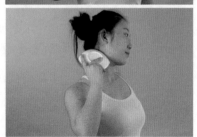

第三章　心理调节美容法

一、心理美容十法

各种各样的美容手段，其目的就是祛除皱纹、疵点、憔悴，获得外表上年轻、漂亮的效果。其实，最好的美容手段就是心理美容，良好的心理状态和心理调节的美容效果是任何其他美容措施所不能达到的，下面介绍 10 种心理美容的方法。

①转移：即转移注意力，当你为某一件真正值得担心的事情而忧虑、焦虑、烦恼甚至抑郁成疾时，可以试着做一些其他的活动以转移和分散自己的注意力，如可以进行一些文体娱乐活动。

②性爱：研究表明：做爱是一种神速的美容疗法，做爱之前，瞳孔会放大，两眼会亮，心情会好起来， 双乳也会变大，支撑乳房的胸肌还会微微颤动，鼻孔变大， 进而可做较深的呼吸，吸入较多的氧气促使细胞更新。

③乐观：医学家认为，愉快的情绪使人心理处于怡然自得状态，有益于人体各种激素的正常分泌，有利于调节脑细胞的兴奋和血液循环。

④倾诉：人们都应学会倾诉，敞开闭锁的心扉，将充塞在心头的愤懑、痛苦与委屈痛痛快快、淋漓尽致地倾吐出来，获得别人的理解和劝导，扫清心灵上的阴郁，重获心理上的平衡和人生的支点。

⑤遗忘：人人都应主动忘记生活中曾经给自己造成的不幸和痛苦，清除心灵上的暗流，轻松地面对再次考验，充分享受生活所赋予的各种乐趣。

⑥宽容：在生活和工作中要避免走入困境，最明智的选择就是宽容，做到宽容大度，摒弃前嫌，化干戈为玉帛，从而减少对心理的劣性刺激，这必然有益于身心健康。

⑦幽默：人人都应学会幽默，这样既可缩短亲朋同事的距离，获得良好的人际关系，又可以在欢笑中忘却忧愁，获得无穷的乐趣。

⑧放松：试着做一些放松训练，缓和一下情绪，调节一下心态，听听舒缓、优美的轻音乐，外出散散步，做一做体操或干脆睡一个大懒觉，登山，湖畔垂钓等，都是

一种很好的放松。

⑨哭泣：科学家认为，哭泣利用泪腺功能可以达到良好的美容效果，有利于消除皮肤皱纹和保持青春活力。

⑩顺应：想一想，如果你所担心的事情是你所控制范围之外的事，你无能为力，那么任何担心都是浪费和多余的；如果你所担心的事情是在你控制范围之内的，又何必担心，只需做就行了。

二、催眠美容概论

精神压力可导致内分泌系统紊乱，出现持久的身心功能失调，使皮肤干燥松弛，失去光泽，肤色呈病态状。因此，保持轻松愉悦的心情是容光焕发的重要基础。

催眠美容是在优雅舒适的环境中，通过特殊的催眠音乐和语音暗示引导，使人的脑波频率由 β 波到 $8 \sim 12$Hz 的 α 波，同时呼吸降至一个平衡放松的频率，使你的潜意识在毫不费力的情况下接收积极正面的信息的引导，并立即有效地启动你的潜在能力——灵性，调节内分泌系统、净化体内有害毒素、激活面部和全身肌肤细胞的新陈代谢、排泄燃烧体内多余脂肪，达到身心灵三者合一。

经络催眠能做些什么？

①调节内分泌：美容、美体、瘦身。

②情绪减压，提高睡眠质量，焕发青春活力。

③治疗绝大多数心理疾病：抑郁、焦虑、强迫，提高心理健康水平。

④淋巴排毒：治疗常见心身疾病：高血压、糖尿病、皮肤病等。

⑤开发潜能：提升学习动力、倍增工作激情。

⑥增强个人魅力，提升说服力。

1. 催眠美容原理

第一，运用催眠可以调节人体的内分泌系统和良好地刺激神经系统，从而达到提升身体机能的作用。通过催眠放松来让人消除因工作或生活的紧张、焦虑、担心所产生的肾上腺素（一种人体产生的毒素），使个人的身体恢复正常，提升健康。运用催眠暗示来恢复和提高人的内分泌系统，刺激神经系统，使人的内分泌系统恢复正常。通过适量的内分泌物质和神经系统去影响人体各个组织和代谢功能，从而改善包括容貌、肤色等在内的各个组织的功能和外在体现。

第二，运用催眠增加人的自信和活力，提高个人的气质美感。由内而外体现的自信和活力的气质的美感是最为持久的。人们再面对竞争和压力时，都会表现出一种担心和焦虑。慢慢地自信不足或丧失，从而失去了活力，也就失去了魅力和美。

2. 催眠美容疗法

催眠美容疗程一开始先为你进行放松、减压，主要是由催眠师的催眠引导的，释放出内心深处的压力，排除体内有害毒素，消除潜意识中的消极负面情绪，从而恢复皮肤弹性光泽，减少面部晦暗皱纹。

任何高超的整形技术都不会使人变得充满活力，但是，一个充满自信的人却能够不需要任何修饰，由内而外的散发出"美"的魅力，光芒四射，感染到身边的每一个人，使生活、工作长期保持最佳状态。通过第一步的压力释放，身心系统将调整到一个良性循环的状态。接下来进行自信心疗程，通过催眠师的引导来调整心态，重塑自信，发掘自身的优点和长处，开发无限潜能，克服面对生活压力时的紧张情绪，培养成功者的自信个性，由内而外散发个性魅力。

通过以上两个步骤，大脑已经能够自如的接受疗法中所传达的正面积极的催眠信息，轻松拥有潜意识状态，达到身心合一、心想事成的境界。接着会进行养颜催眠暗示疗法、通过积极的心理疏导与暗示，进入到潜意识的更深处，使人心情愉悦、精神饱满，使脏腑运行机制顺畅，全身运行充满活力。脸部的肌肤，温润光泽，富有弹性，容光焕发，神采飞扬。既有内在美，也有外在美，使容颜向着理想中的美丽发展。不管是美容还是瘦身，"决定权"不在身体内部的脂肪和腺体，而在于大脑。身体和心理的关系远比想象的要更加密切。每个人的心中都潜藏着巨大的能量，只要目标明确，心中"想"有什么样的结果，就可能有那样的结果，"美容塑身"也是如此。最后将在深度催眠的状态下，让潜意识发出绝对明确的导向，引导、控制和激发荷尔蒙分泌活动，调整全身的内在微循环系统，从而实现净化体内有害毒素、代谢燃烧多余脂肪、重塑完美的理想身材。

三、永远年轻催眠大法

催眠美容的原理及好处在前面章节已讲过了，王氏经络催眠美容法的创始人王和平先生经过十多年临床操作取得了相当不错的效果，下面就讲一下自我催眠美容法的操作步骤。

第一步：先找一张自己十八到二十岁左右最漂亮、皮肤最好时期的正面全身照，如果对自己这阶段相片不是很满意，可以运用电脑 PS 一下。全身洗漱好之后，将相片贴在镜子内，端看自己的相片，发自内心的欣赏相片中自己的容貌，并深深地记住这一容貌的每个细节。

第二步：躺在床上或端坐椅子上，双手相交置于肚脐处，把全身各部位置于最放松的状态，舌顶上腭，深沉吐故纳新。

第三步：闭目深呼吸，想象一下头顶有一道金光照射下来笼罩全身，感到头顶微微发热，这种热感一瞬间传遍全身，这时全身开始冒出白色的水蒸气与金光相融会，渐渐感到皮肤开始湿润，从毛孔渗出一点晶莹剔透的小水珠，并覆盖皮肤。感到松弛无弹性的皮肤渐至恢复湿润紧凑而富有弹性，脸部的皮肤白里透红。

第四步：继续保持深呼吸，感受头顶部百会穴有发沉发胀非常沉重的感觉，并渐渐向头额部，后脑勺，眼部浸来，感到眼皮越来越沉重，鼻子的呼吸越来越平稳绵长，这种沉重感觉慢慢扩散到整个头部，并向下扩散到颈部，肩部，手臂，胸前，腹部，骨盆，大腿，膝部，小腿，脚掌，脚趾等全身各个部位，达到了全身非常放松的状态。

第五步：开始想象身处在蓝天碧云下一个清澈见底的湖边，旁边绿树成荫，自己身躺在非常柔软的草地上，闭上双眼想着自己的年纪越来越年轻，一直到十八岁，感到自己的皮肤非常健康有弹性，细腻光滑，容光焕发。轻风抚过脸犹如心爱人的手轻轻的抚摸，疼惜自己，爱慕自己美丽的容貌，并不断赞美自己的皮肤又细又嫩，白里透红，美貌赛西施。自己听得是心花怒放，非常开心，尽情享受这一美好时刻。

第六步：心中默念，我会越来越年轻，越来越漂亮，越来越多的人喜欢我，我的青春美丽的形象带给我身边亲戚好友非常好的感受，他们与我在一起会非常的快乐，我是一个既美丽又开朗乐观的漂亮女人，从现在开始我美丽的容貌将助我的事业更加成功，生活更加幸福。我是一个无忧无虑的人，时光岁月无法束缚我一颗永远年轻的心，我将永远保持年轻美丽的容貌。

第七步：在进行自我美容催眠半小时后，心里给予自己暗示，当我醒来之后，我的容貌将会大为改观，变得光彩照人，自信之气油然而生，我将越来越漂亮，今天的工作与生活将会非常顺利。从今以后，我每天都会做一次催眠美容，让我年轻的容貌永远保持下去。然后从十数到一，醒过来。

第四章 混元脐疗法补先天之阳葆青春常驻

一、混元脐疗操作步骤

混元脐疗法是针对人体的先天阳气渐衰，后天阳气无法转化的问题，由王和平先生凭借多年的临床经验，结合民间脐疗法创办的补先天元气，肾阳，健骨强腰的调理方法。

第一步：先用点、揉、叩、抚、振五种按摩手法在腹部十六穴进行脏腑调理。以神阙穴为中心，上下左右旁开一寸，二寸，四寸，六寸（脐下五寸曲骨穴）脐周四边进行手法操作。

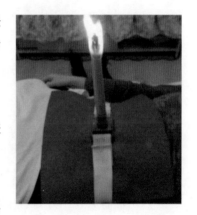

第二步：在脐周一寸内寻找有无橡皮样硬结，进行手法揉开。

第三步：神阙穴用酒精棉球，绑上专用的脐灸器，器孔对准脐眼，铺上防火布，上混元灸条，点燃。准备一个塑料盆，加一定量的水，等灸条燃烧完后将灸条渣放在盆中以防着火。而后拿开防火布，挪开脐灸器，将灸条燃烧完一些药渣清理干净，重复上述动作再次进行混元灸。

二、混元脐疗常见反应及注意事项

治疗过程中临床反应：

（1）面色红润：新陈代谢加快、心主血脉功能增强。

（2）眼周皮肤：部分人会有一过性的黑眼圈加重，治疗几次后渐消退。

（3）脸颊皮肤斑点：一部分会斑点短时间加重，一般三五次治疗后斑点淡化消退。

（4）体内气感涌动、排气：气机条畅，胃肠蠕动功能增强，排毒。

（5）排稀便、脐周发水泡，脐眼出黄水或臭水、腹部皮肤发紫，体重减轻：痰湿等毒素外排。

（6）想咳痰、吐痰、流鼻涕：痰湿等毒素外排。

（7）疼痛：炎症、创伤、血瘀等引起的经络堵塞，欲通不通则痛。

（8）消肿：淤血、水湿等毒素消除的表现。

（9）发痒、寒冷感、出汗：经络打通，风邪、寒邪等邪气外出。

（10）口渴、尿频、尿急：新陈代谢加快。

（11）咽干、咽痛：寒邪、热邪外出表现。

（12）出疹、呕吐：湿、热、瘀等毒素外排。

（13）睡觉状况变化：身体启动深度修复、恢复体力机制或身体阳气被激发充盈起来的表现。

（14）感到热流：经络畅通感传现象。

（15）口臭改善：毒素排出，脾胃运化功能改善。

（16）食欲改变：能量补充后对食物需求减小，或脾胃运化功能增强的表现。

（17）身体轻松、疲劳减退、精力旺盛：毒素清除后感觉正气充盈的表现。

（18）性功能改善：腰背轻松，性生活时间延长，性生活过后非常轻松，没有疲倦感。

以上症状会在治疗过程中出现，根据不同病情会出现不同的症候。部分表征治疗几次后消失。

注意事项：

（1）做脐疗时保持一个放松状态，不要言语，舌抵上腭。静心淡意，呼吸绵长。

（2）脐疗灸后喝一二杯温淡盐水或温开水，在治疗期间保持清淡饮食，不要吃寒凉及冷饮。不要抽烟喝酒，过度劳累，性生活不宜过频，一周不超过两次，病情较重者治疗及恢复期间避免性生活。